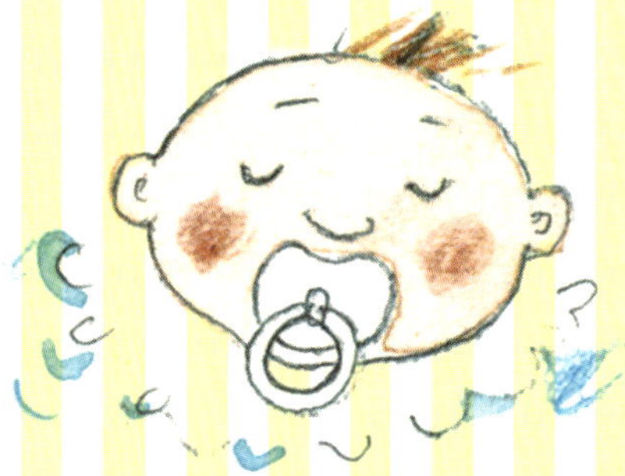

Für mein schönstes Babyfoto

Mein Baby-
tagebuch

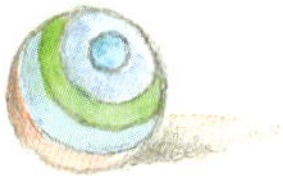

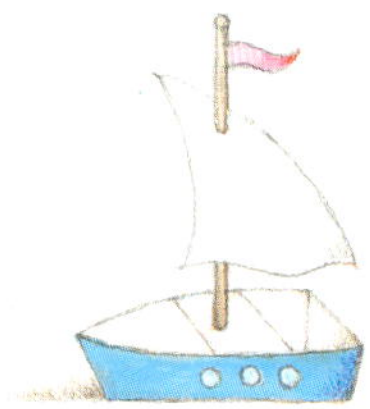

Mein Baby-tagebuch

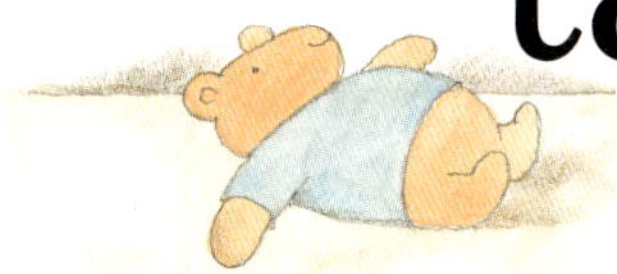

Erinnerungen
an mein erstes Jahr

Mit begleitenden Texten von Cornelia Nitsch
und Illustrationen von Edda Köchl

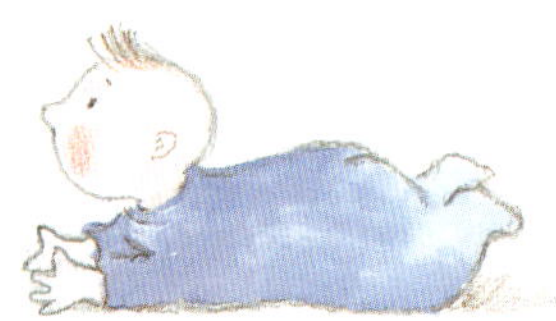

Bassermann

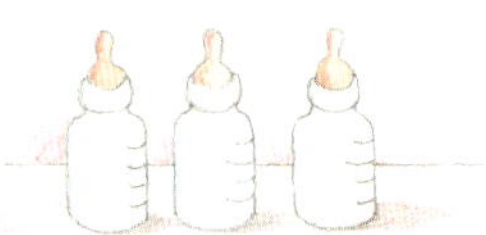

Mix
Produktgruppe aus vorbildlich bewirtschafteten Wäldern und Recyclingholz oder - fasern
www.fsc.org Zert.-Nr. SGS-COC-004278
FSC
© 1996 Forest Stewardship Council

Verlagsgruppe Random House GmbH FSC-DEU-0100
Das für dieses Buch verwendete FSC-zertifizierte Papier *Profimatt* wird geliefert von der Igepa.

Umschlaggestaltung: Atelier Versen, Bad Aibling unter Verwendung von Illustrationen von Edda Köchl
Layout: Gundula Duda
Redaktion: Monika König
Satz: Filmsatz Schröter, München
Projektkoordination dieser Ausgabe: Dr. Iris Hahner
Herstellung dieser Ausgabe: Sonja Storz
Druck und Bindung: Těšínská Tiskárna a.s., Český Těšín (CZ)

Printed in the Czech Republic

ISBN 978-3-8094-2272-3

458121/107250197X817 2635 4453 62

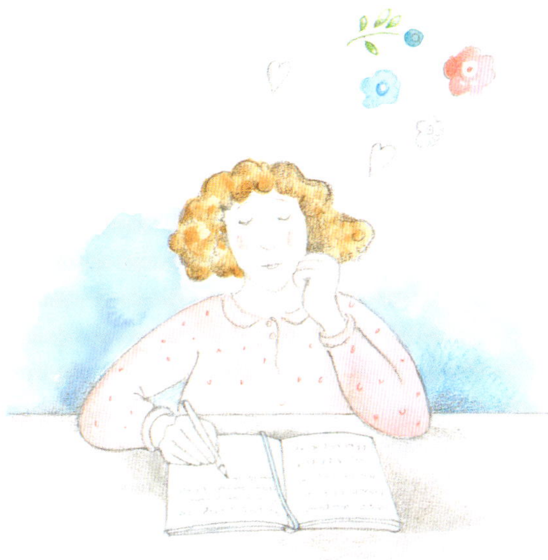

Vorwort

Die Geschichte vom ersten Lebensjahr des Babys ist nicht nur anrührend und spannend, sondern sie ist immer auch eine gute Geschichte, denn die Dramaturgie stimmt schon von Natur aus.

Die Geschichte beginnt mit einem Paukenschlag. Endlich haben neun Monate Warten ein Ende, und der langersehnte Moment ist da: Das Baby kommt auf die Welt – mit lautem Gebrüll oder sanfter und leiser – und macht seinen Eltern von Anfang an klar, daß es ein eigenständiges Wesen ist, trotz aller Hilflosigkeit. Erschöpft, klein und zart liegt es in seinem Bettchen und löst eine Welle unterschiedlichster Gefühle bei seinen Eltern aus.

Unendlich viel Zärtlichkeit und Liebe empfinden sie für diesen

Winzling, der jetzt zu ihnen gehört. Glück, das sich kaum beschreiben läßt. Natürlich sind sie optimistisch und froh und voller Vertrauen. Ihr Kind ist einmalig. Etwas ganz Besonderes. Wunderbar und himmlisch und schön und klug.
Gleichzeitig ist den begeisterten Eltern klar, wieviel Aufregendes, Unerwartetes auf sie zukommen wird in den kommenden Jahren. Also ist ihnen auch ein wenig bänglich zumute: Ob sie der Verantwortung für diesen kleinen Sohn, diese kleine Tochter auch wirklich gerecht werden können? Alle möglichen Ängste drängen sich vor: Was wird auf unser Kind zukommen? Mit einem couragierten »Wirdschongutgehen« lassen sich diese Bedenken nicht einfach zur Seite schieben. Sie gehören dazu, zum Leben mit Kind.
Auf die ersten turbulenten Augenblicke folgen meist ruhigere Zeiten. Unterbrochen durch kräftiges Geschrei verschläft das Baby seine ersten Lebenswochen weitgehend.
Nach und nach entwickeln seine Eltern immer mehr Vertrauen in die eigenen Kräfte und in die ihres Kindes: Ihr Baby ist gar nicht so zart, so zerbrechlich wie sie das zu Beginn des gemeinsamen Lebens empfunden haben. Die Sicherheit im Umgang mit ihm wächst – und auch die Liebe zu ihm gedeiht mit jedem Tag. Darin liegt eine positive Kraft gegen alle Bedenken und Sorgen und auch gegen die Erschöpfung, unter der viele Mütter, viele Väter in den ersten Monaten mit Kind leiden.
Auf die ruhigeren Kapitel folgen wieder aufregendere: Langsam

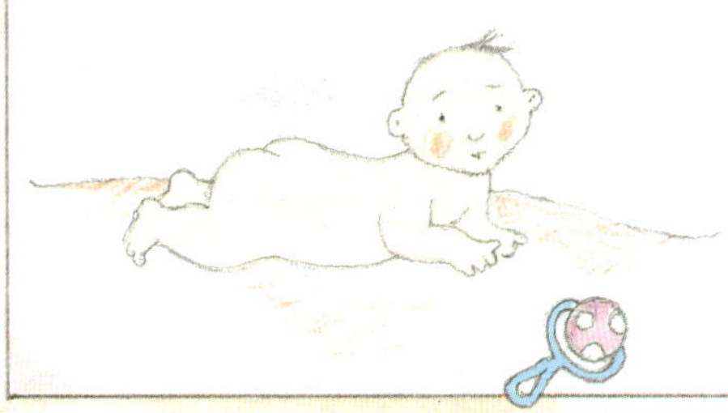

wird das Baby munterer. Fasziniert beobachten seine Eltern, wie schnell aus dem hilflosen Neugeborenen ein lebhaftes Baby wird, ein Kind, das sich jeden Tag ein ordentliches Stück weiterentwickelt und seine Eltern immer neu überrascht: faszinierend, wieviel dieser kleine Stöpsel bis zu seinem ersten Geburtstag lernt.

Mit dem Ende des ersten Lebensjahres ergibt sich dann ein zweiter Höhepunkt: Das Kind lernt langsam laufen, und damit sind erste und ganz wesentliche Schritte zu seiner Selbständigkeit getan.

Es ist nicht nur aufregend, diese ersten Kapitel der Entwicklungsgeschichte eines Kindes mitzuerleben, sondern ebenso spannend, sie zu beschreiben und so alle kleinen und großen Gefühle und Ereignisse festzuhalten. Das »Babytagebuch« gibt dazu viele wertvolle Anregungen, denn es beschreibt nicht nur die wichtigsten Entwicklungsschritte eines Kindes, sondern läßt auch Platz, um eigene Beobachtungen zu schildern: Was ist das Besondere an der Entwicklungsgeschichte unseres Babys? Wie erleben wir sie mit? Welche Freuden, welche Nöte haben sich im Laufe der ersten Monate ergeben?

Ergänzt durch die Beschreibung eigener Erfahrungen wird dieses Buch zum kostbaren Dokument einer unwiederbringlichen Zeit und damit zu einem wertvollen Geschenk, wenn aus dem Baby ein Jugendlicher geworden ist: »Darin ist eine wahre Geschichte beschrieben!« In dieser Geschichte geht es nicht um irgendwen, sondern die Hauptpersonen sind allen bekannt: Kind, Mutter und Vater. Das »Babytagebuch« ist ein Stück Familiengeschichte.

Cornelia Nitsch

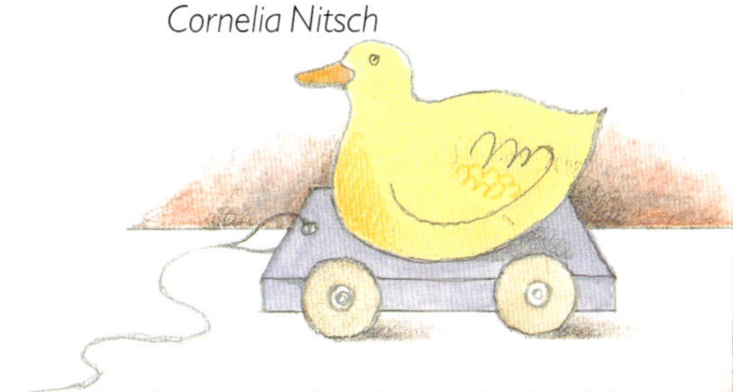

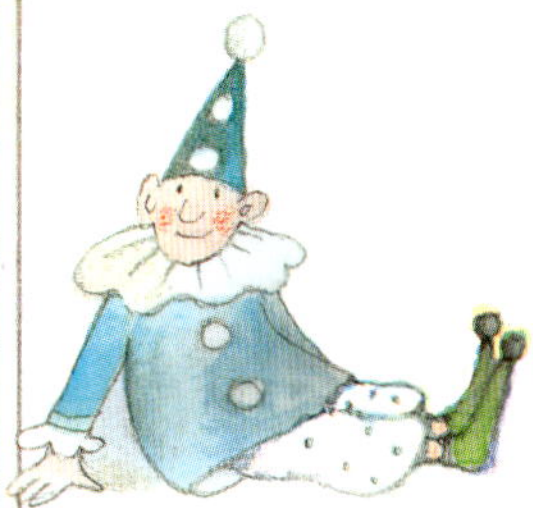

DIE GEBURT

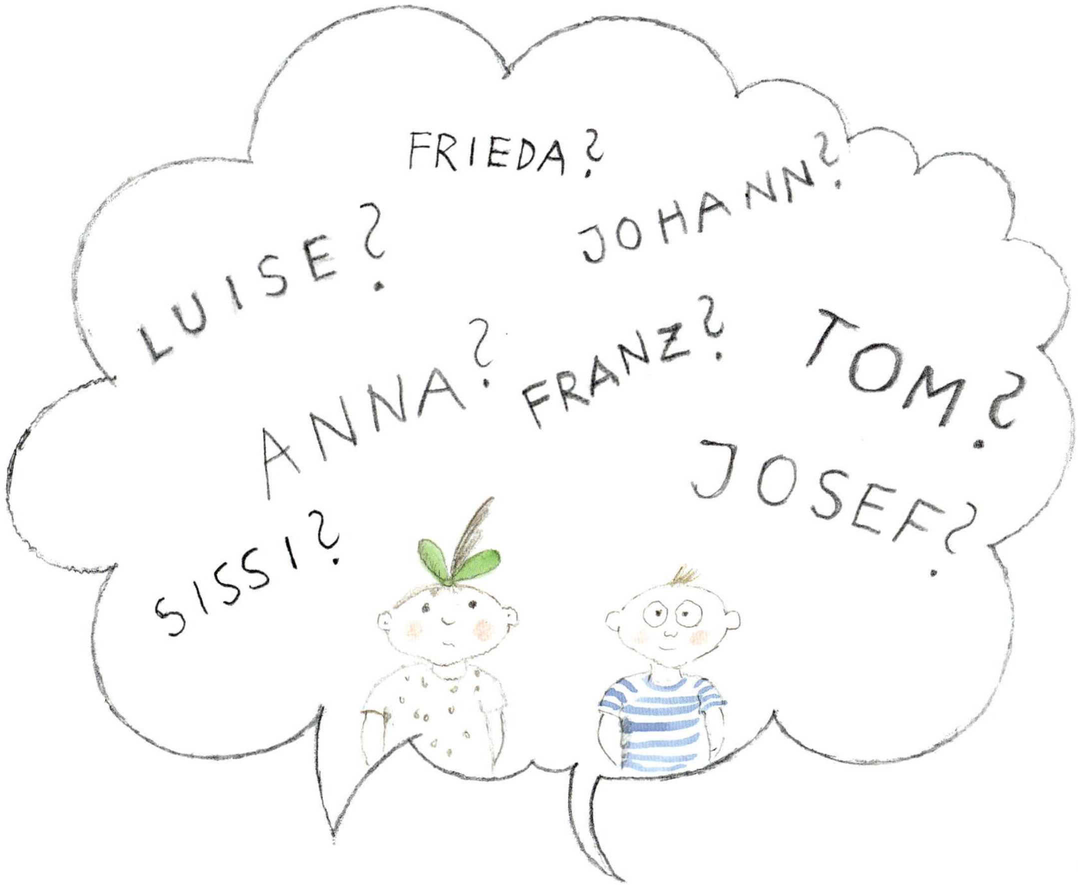

Die Mutter:
Nicht nur mit Freuden, sondern auch mit Bangen erwarten die meisten Frauen ihr Baby: »Wenn bloß alles gut geht bei der Geburt!« Eine wichtige Voraussetzung, diese Angst zu mindern: Mit dem Arzt und/oder mit der Hebamme über die verschiedenen Entbindungsmethoden reden, gemeinsam mit ihnen die Methode bestimmen, bei der sich die werdende Mutter am wohlsten fühlt.
Die *natürliche* und *sanfte Geburt* kommt ohne Medikamente aus. Gerade auf der Welt, wird das Baby nicht sofort abgenabelt, sondern zuerst der Mutter auf den Bauch gelegt. Nach der Untersuchung durch den Arzt stillt die Mutter ihr Kind noch im Kreißsaal.
Bei der *programmierten Geburt* bestimmt der Arzt anhand von Testbefunden den Geburtstermin und leitet die Geburt dann termingerecht ein – eine Methode, die sehr ängstlichen Schwangeren oft das Gefühl von Unsicherheit nimmt.
Die *Eröffnungswehen* kosten in der Regel bereits einiges an Kraft, vor allem wenn es sich um die erste Geburt handelt und die Wehen Stunden andauern. Eine Möglichkeit, sich die Eröffnungswehen zu erleichtern: Die im Geburtsvorbereitungskurs erlernten Atem- und Entspannungstechniken einsetzen.
Die *Entspannung* fällt leichter, wenn die Atmosphäre während der Geburt stimmt: Wenn Vertrauen da ist zur Hebamme, zum Arzt und vor allem natürlich zum Partner, der Mut macht, tröstet und die Vorfreude auf das Baby ebenso teilt wie die Ängste.
Eine *örtliche Betäubung* macht die äußeren Genitalien und die Scheide schmerzunempfindlich, wodurch die schmerzlose Durchführung eines Dammschnitts ermöglicht wird. Dieser Schnitt muß oft in der letzten Phase der Geburt durchgeführt werden, wenn der Damm dem Druck nicht standhalten kann und einzureißen droht.
Die *Preßwehen:* Ein plötzlicher starker Druck kündigt diese stärksten Wehen an, die das Kind durch den Geburtskanal ans Licht der Welt befördern. Die meisten Frauen empfinden diese Wehen aber

nicht als so schmerzhaft und unangenehm, da sie jetzt endlich mitarbeiten dürfen und als Belohnung aller Schmerzen das Baby da ist. Und die Natur hat noch ein Phänomen bereit: Nach der Entbindung wird es keine Erinnerung an die Schmerzen geben. Sind Mutter und Kind gesund, ist alle Mühe vergessen.

Das Baby:
Generationenlang wurde als notwendig hingenommen, daß sich ein Neugeborenes nach der Geburt erst einmal die Lunge aus dem Hals schreit, je heftiger, desto besser. »Das bringt die Lungen in Gang!« Heute weiß man: Babys, die sanft ins Leben kommen, schreien weniger, manchmal gar nicht, und es geht ihnen trotzdem gut. Der sanfte Start ins Leben ist in manchen Kliniken seit ein paar Jahren möglich – längst noch nicht in allen. Doch man beginnt zu akzeptieren, daß ein Neugeborenes seelische Bedürfnisse hat, z. B. Sehnsucht nach Zärtlichkeit. Deshalb sollte die Mutter ihr Baby sanft streicheln. Hautkontakt, Wärme und dazu die ersten Koseworte – jetzt kann sich das Neugeborene von der anstrengenden Geburt erholen.

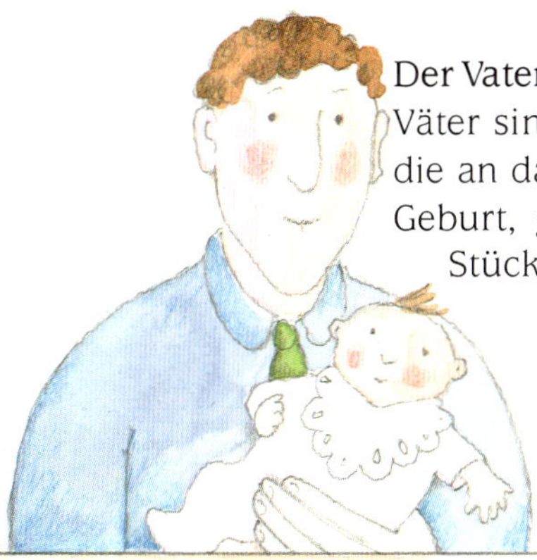

Der Vater:
Väter sind bei der Geburt nicht nur Zuschauer oder Helfer, die an das richtige Atmen erinnern: Sie nehmen teil an der Geburt, geben der Mutter Sicherheit, Selbstvertrauen, ein Stück Nähe und Intimität – und das hat große Bedeutung.

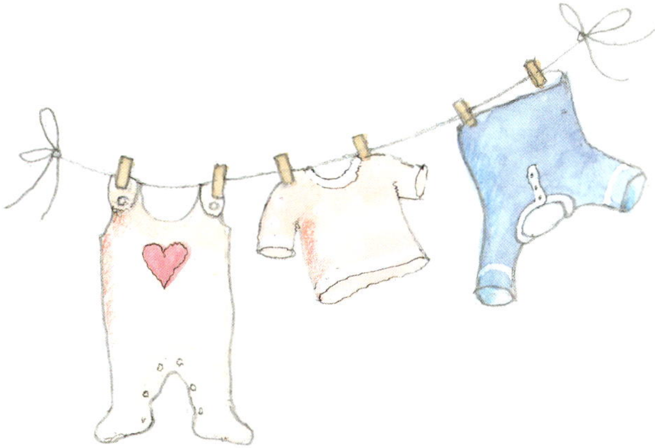

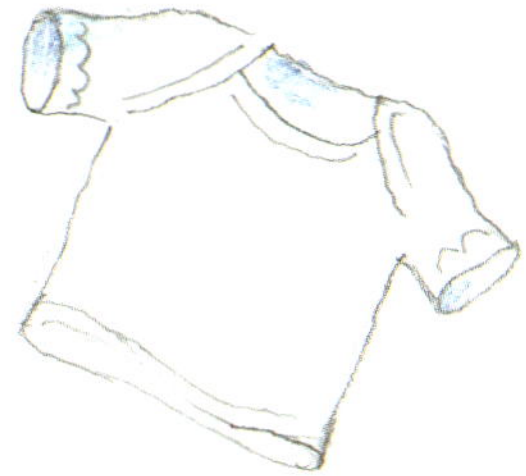

Die Geburt

Beginn der Wehen:
Datum: Uhrzeit:

Fahrt in die Klinik:
Uhrzeit:

Adresse der Klinik:

Dauer der Wehen: **Verlauf der Wehen:**

Die Geburt:
Datum: Uhrzeit:

Verlauf der Geburt:

Name der Hebamme:

Name des Arztes:

Die ersten Reaktionen des Babys:

Das Aussehen des Babys:
Die Augenfarbe:

Größe: Gewicht:

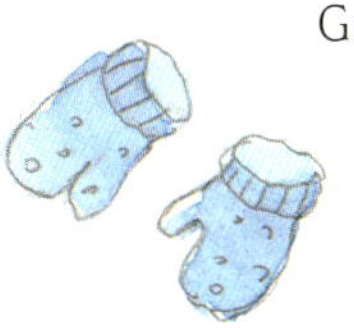

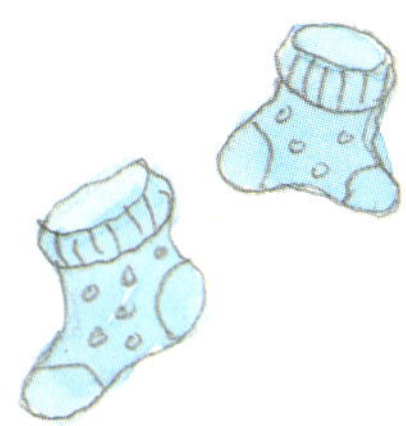

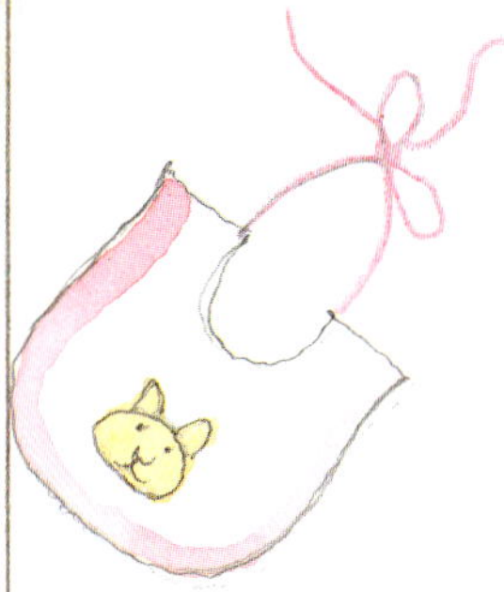

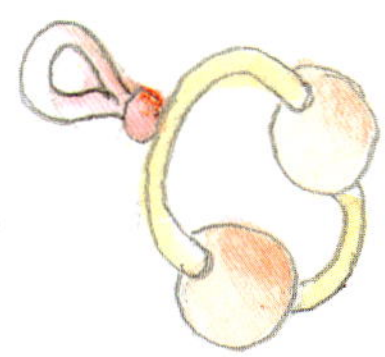

Erstes Foto

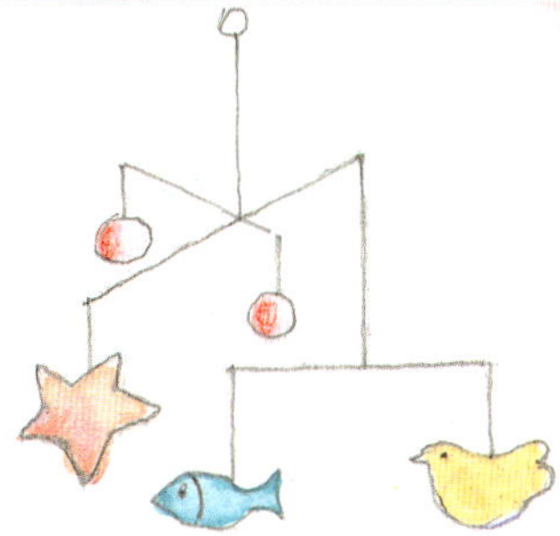

Name:

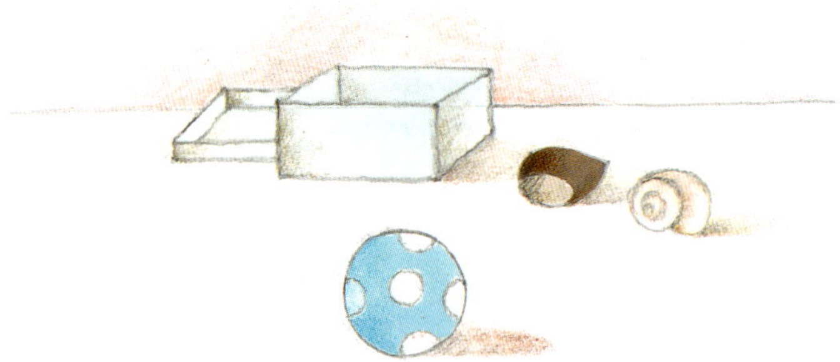

Der erste Monat

Ein kleiner Mensch nimmt
seinen Platz in unserem Leben ein.
Herzlich willkommen!

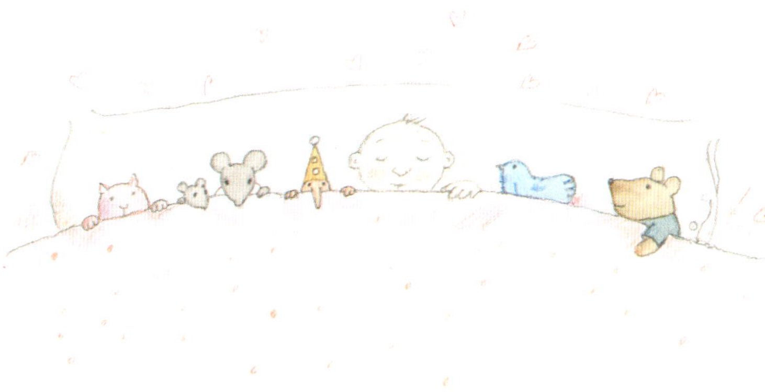

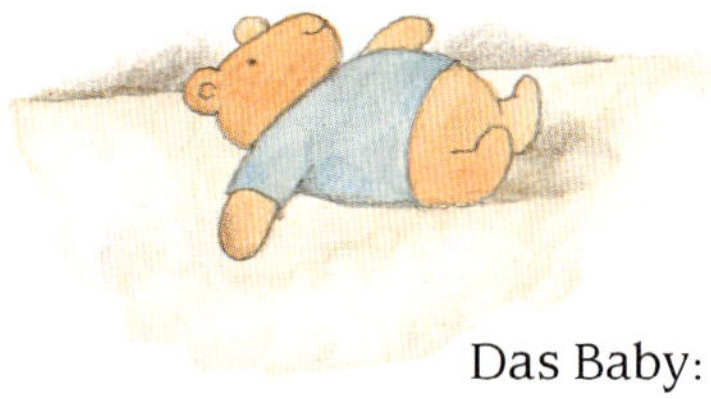

Das Baby:
Im ersten Monat besteht der intensive Kontakt zwischen Mutter und Kind über die Haut. Das beginnt beim Stillen und setzt sich fort in *kleinen Verständigungssignalen*, die vorerst für die anderen noch schwer zu erkennen sind. Die Mutter spürt, daß sie nicht nur etwas von sich selbst abgibt – Nahrung, Wärme, Zärtlichkeit –, sondern daß sie auch schon viel von ihrem Baby bekommt: Wärme zum Beispiel, oder einen Blick. Noch kann das Baby nur undeutlich sehen und nur in einer Entfernung von 40 bis 50 Zentimetern. Auch das Lächeln, das wir schon erkennen können, geschieht noch unbewußt; erst Ende des ersten Monats, bestimmt aber im zweiten Monat wird das Baby »richtig« lächeln. Das erste Lächeln – ein Glücksmoment für alle Eltern. Sie lächeln zurück. Und damit beginnt das schönste aller Pingpongspiele: »ICH LÄCHLE DICH AN – DU LÄCHELST MICH AN.« Dieses erste zufällige, schwache Lächeln löst bei Müttern und Vätern Vorfreude aus auf das, was noch kommt: »Wir werden uns gut verstehen.« Sehr wichtig ist für Ihr Kind das Riechen. Es wird sehr schnell die Mutter am Geruch erkennen und zufrieden und beruhigt sein; auch den Vater erkennt es bald, wenn er es nur oft genug in den Arm nimmt, mit ihm spricht, es berührt.

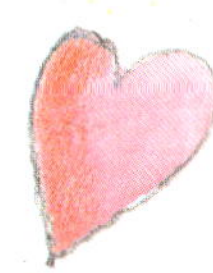

Die Mutter:
Jahrhundertelang pflegten Frauen, wenn sie es sich leisten konnten, im *»Wochenbett«* auszuruhen. Heute raten Frauenärzte den Müttern, sich möglichst bald nach der Entbindung zu bewegen.
Das Baby hat den Körper der Mutter neun Monate lang stark verändert und belastet. Die Gebärmutter wurde gedehnt, die Organe von ihrem Platz verdrängt, das Bindegewebe hielt vielleicht der Belastung nicht stand. Gezielte Rückbildungsgymnastik ist jetzt wichtig und sollte auch nach dem Verlassen der Klinik fortgesetzt werden. Das wird nicht leicht fallen, denn Schmerzen im Unterleib und in der Brust, Schwellungen und Erschöpfungszustände machen die ersten Wochen beschwerlich und schlagen sich aufs Gemüt.
Dazu kommt die Hormonumstellung, die nach der Geburt so radikal ist, wie niemals sonst im Leben der Mutter. Nach dem Ausstoß der Hormone produzierenden Plazenta, leidet der Körper unter einem plötzlichen Hormonentzug, der zu enormer psychischer Belastung führt. Gerade jetzt, wenn die Tränen locker sitzen, wenn sich Kräfte nicht einstellen wollen, die man so gut gebrauchen könnte, ist nicht nur das Neugeborene auf viel Zuwendung aus, sondern auch seine Mutter: Herrlich, wenn sie sich jetzt ein bißchen verwöhnen lassen kann.
Natürlich freut sie sich in erster Linie über das lang ersehnte Baby, aber gleich daneben machen sich bei den meisten Müttern auch ein paar Ängste breit: »Alles in Ordnung mit dem Baby? Mache ich alles richtig?«
Ist die Hormonumstellung abgeschlossen, sind die ersten aufregenden Tage, manchmal auch Wochen mit dem Baby vergangen, kommen die Zeiten, auf die sich jede Mutter freut: Die alten Kräfte sind wieder da. Uneingeschränkt kann sie sich jetzt ihrem Baby widmen. Jetzt steht es ganz im Vordergrund.

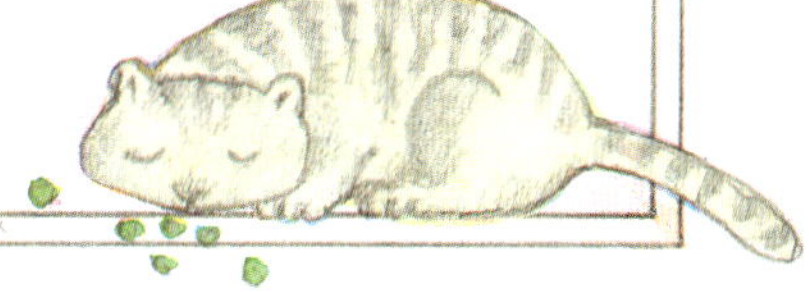

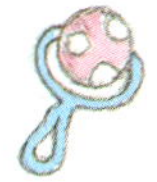

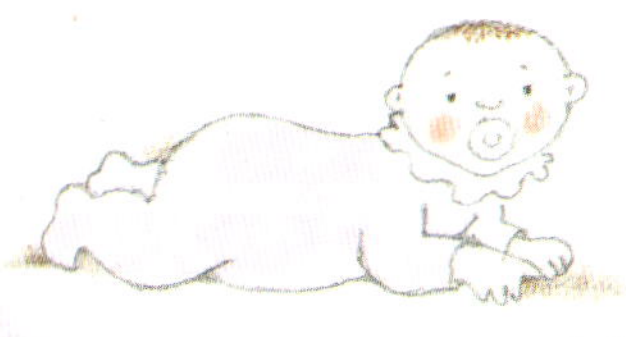

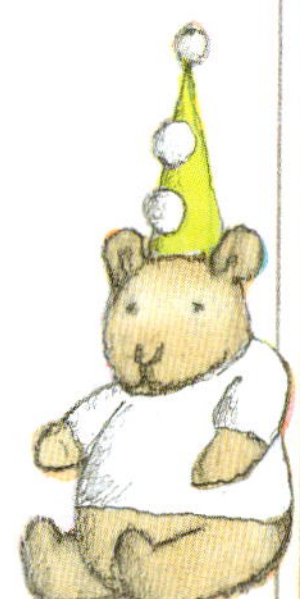

Das Stillen:

Was das Baby, das von Geburt an gestillt wird, als erstes erhält, ist die sogenannte Vormilch – gering an Fett, Zucker und damit auch an Kalorien und deshalb bekömmlich für Säuglinge, die noch nicht an Nahrung gewöhnt sind. Sie enthält viel Eiweiß, viele Vitamine (A, E, B_{12}) und Abwehrstoffe. Erfolgt dann der Milcheinschuß, so werden die Brüste größer, fühlen sich heiß an und schmerzen manchmal. Klappt das Stillen, was einiger Übung bedarf, so lassen die Schmerzen nach, Mutter und Kind fühlen sich wohl.

Es gab in den letzten Jahren immer wieder alarmierende Berichte über Gift in der Muttermilch. Trotzdem spricht für das Stillen:

- Babys werden nicht nur zufrieden, weil sich ihr Hunger gibt, sondern weil dabei auch ihr Bedürfnis nach Wärme, nach Hautkontakt, nach Kontakt mit der Mutter befriedigt wird.

  Beim Stillen (wenn's klappt) ist Ruhe, ist Zeit füreinander. Viele Zärtlichkeiten werden ausgetauscht.
- Muttermilch ist besonders gut auf den empfindlichen Verdauungsapparat des Babys abgestimmt.
- Muttermilch schützt Säuglinge vor zahlreichen Krankheiten. Kinder, die mindestens drei Monate gestillt wurden, haben seltener Schnupfen, Husten und Durchfall und sind besser gegen gefährliche Krankheiten geschützt.

Muttermilch ist für das Baby das gesündeste Nahrungsmittel, das es gibt. Aber: Die ideale Zusammensetzung der Muttermilch hängt nicht zuletzt auch von der gesunden und ausgewogenen Ernährung der Mutter ab.

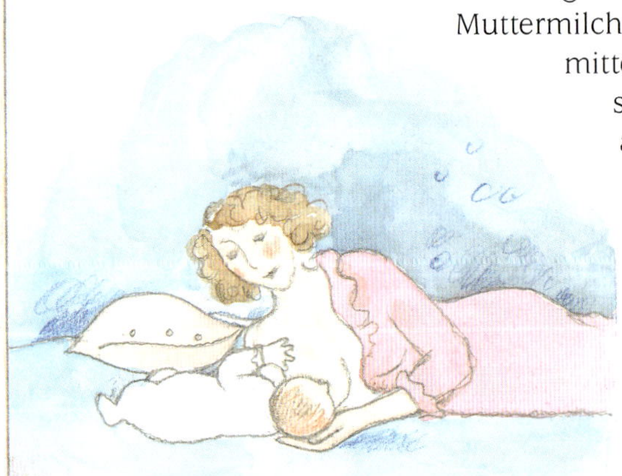

Der zweite Monat

Das Baby bestimmt den Tagesablauf.
Die Angst, Fehler zu machen,
wird geringer.

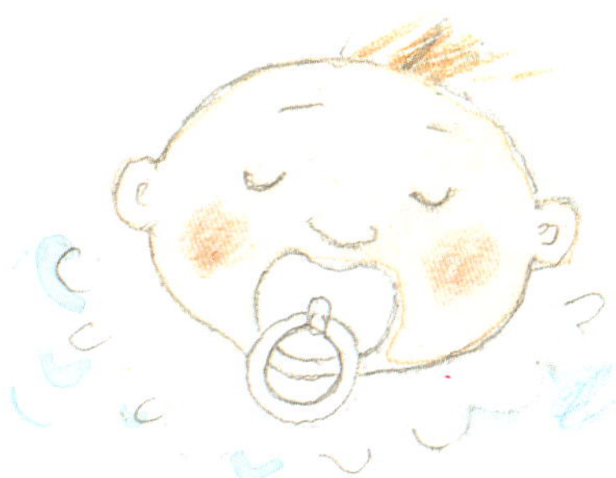

Das Baby:

Das Tagesprogramm des Babys erweitert sich. Neben Füttern, Wikkeln, Baden und zärtlichem Schmusen und Spielen gibt es den *täglichen Ausflug*.

Bereits mit zwei Wochen darf das Baby gut eingepackt an die frische Luft. Mit der Zeit werden die Ausflüge immer ausgedehnter, je nach Wetterlage – vor allem im Sommer. Frische Luft tut gut.

Die Hygiene spielt in diesen ersten Lebensmonaten eine besonders wichtige Rolle. Die allzu strikten Hygiene-Maßregeln der »alten Schule« haben viel Zeit beansprucht – Zeit, die Eltern heute lieber anders nutzen: Sie reden mit ihrem Kind, massieren es, streicheln es und stellen sich dabei ganz auf das Baby ein.

Die wichtigsten Tips zum Thema Hygiene:

- Wickeln: Nicht strikt nach Schema F, sondern häufig und vor allem, wenn's nötig ist. Empfindliche Haut eincremen.
- Baden: Wichtig ist, daß es in Ruhe und mit Freuden stattfindet und nicht streng geregelt jeden Abend.
- Die Wohnung häufig lüften. In abgestandener Luft sammeln sich Keime und Bakterien.
- Haustiere vom Säugling fernhalten.
- Wäsche häufig wechseln.
- Keine Desinfektionsmittel verwenden. Flasche und Sauger auskochen. Nach jeder Mahlzeit gründlich heiß ausspülen.

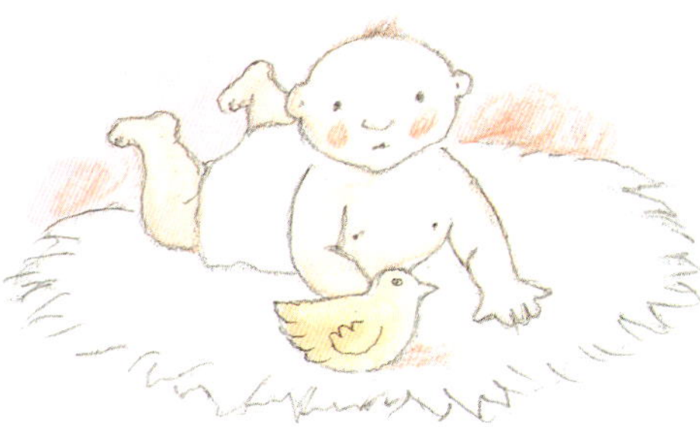

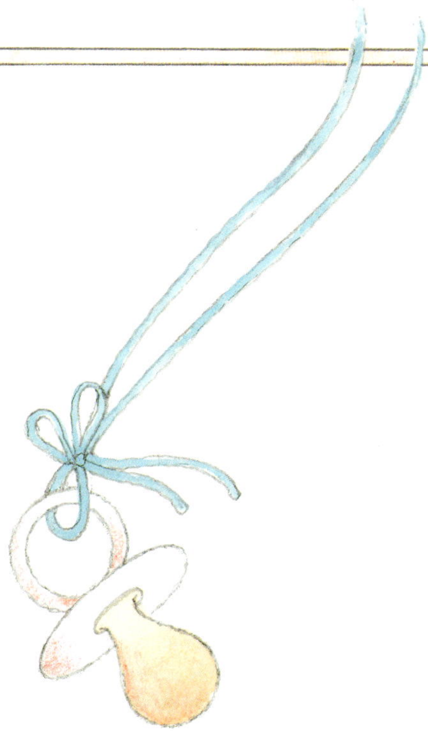

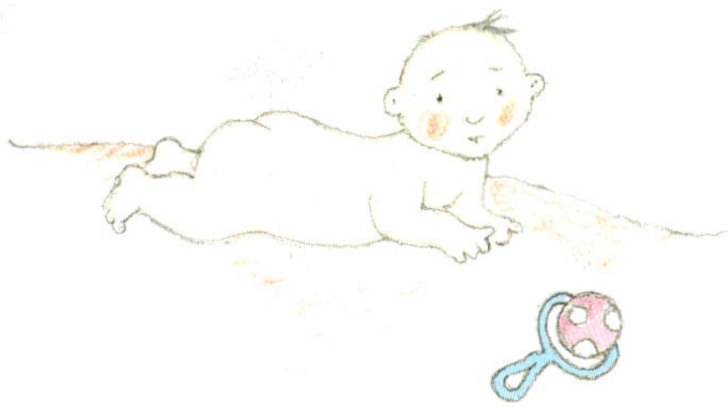

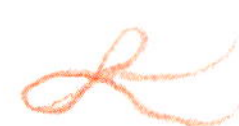

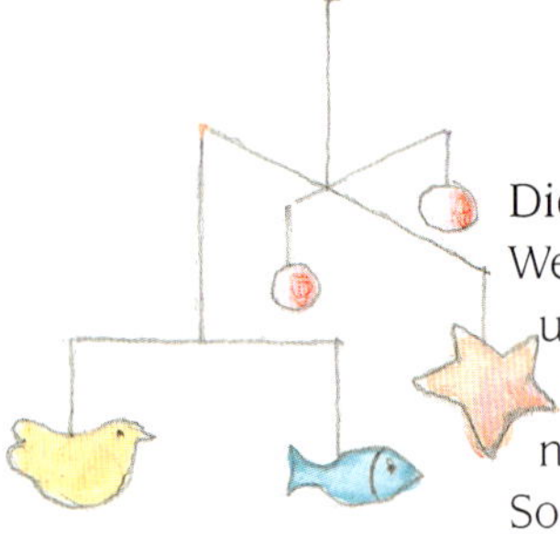

Die Mutter:

Wenn sie sich vorgenommen hatte, als perfekte Mutter alles richtig und nach Vorschrift zu machen, so hat sie vielleicht in den ersten Wochen feststellen müssen, daß sich ihr Kind an Reglements nicht halten mag.

So will es zum Beispiel keineswegs vier Stunden warten bis zur nächsten Mahlzeit, sondern meldet sich bereits nach zweien lautstark mit Hunger und Durst.

Ein Baby kann man nicht verwöhnen; es wird nicht unersättlich, wenn es auch außerhalb der Regelzeit zu trinken bekommt, sondern einfach nur zufrieden.

Allerdings kann es mehrere Wochen dauern, bis das Kind seinen eigenen überschaubaren Rhythmus findet und die Pausen zwischen den Mahlzeiten länger werden.

Natürlich gibt es auch Gründe, das Stillen abzusetzen. Oft treten Schwierigkeiten auf, weil das Baby nicht richtig saugt, die Milchproduktion dadurch nicht genug angeregt wird und die Milch nicht reicht oder die Milch sich staut und es zu einer Brustentzündung kommt. Alle Probleme mit dem Stillen werden in der Regel gelöst, wenn es gelingt, das Baby zum kräftigen Trinken zu bringen. Auch Entzündungen der Brustwarzen heilen dadurch schneller.

Doch darf das Stillen nicht zur Qual werden. Wenn die Brustentzündung zu Fieber und Kopfschmerzen führt und die Brust beim Anlegen immer wieder schmerzt, ist das nicht auszuhalten. In Stillgruppen findet man Hilfe!

Nicht jede Mutter kann oder will stillen. Selbst wenn heute eindeutig ein »Trend« zum Stillen besteht, sollte keine Mutter ein schlechtes Gewissen haben, wenn sie nicht stillt. Auch Flaschenkinder spüren beim Füttern die Nähe der Mutter und erhalten die wichtigsten Stoffe für eine gesunde Entwicklung.

Der dritte Monat

Wann beginne ich,
mein Kind zu erziehen?
Wie sollen wir uns verhalten?

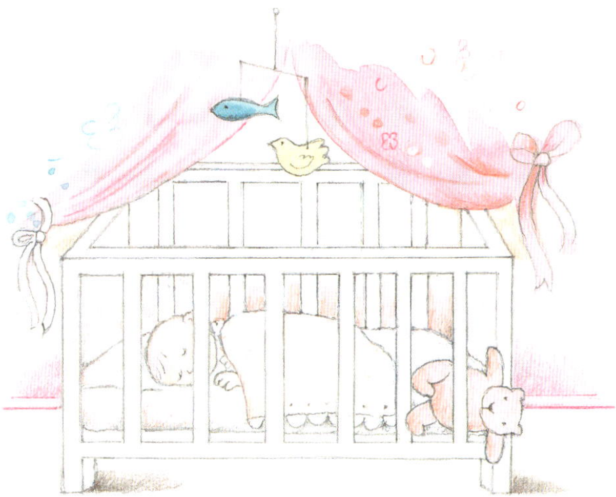

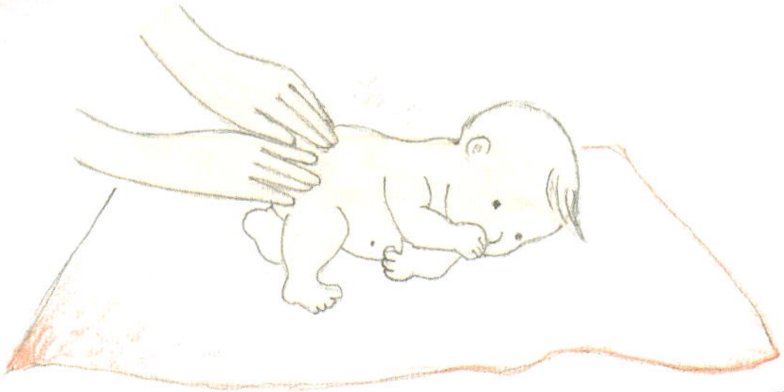

Die Eltern:

Das Baby hat seinen Platz in der Familie gefunden. Mit dem Baby – egal ob es das erste Kind ist oder ein nachfolgendes – verändert sich auch die Beziehung zwischen den Eltern. Einerseits sind sich die Eltern absolut einig darin, daß gerade ihr Baby ganz einmalig, daß es die reine Freude ist, andererseits bleiben Turbulenzen aber auch nicht aus: Der alte, gut eingespielte Familienrhythmus gerät in der Regel ins Wanken. Mutter und Vater müssen sich erst einmal in ihre *neuen Rollen* finden.

Außerdem gibt es ein wichtiges neues Thema und das heißt *Erziehung*. Wann fängt man eigentlich mit der Erziehung eines Babys an? Vom ersten Lebenstag an beeinflussen Eltern natürlich ihr Kind, aber erst gegen Ende des ersten Vierteljahres denken viele zum erstenmal an Erziehung: Es will immerzu auf den Arm. Auch nachts möchte es hochgenommen und gestreichelt werden – ist das schon regelrecht zur Gewohnheit geworden?

»Sind wir dabei, uns einen kleinen Tyrannen heranzuziehen«, fragen sich jetzt viele Mütter und Väter.

Heute sind sich Psychologen darüber einig, daß ein Kind im Baby-Alter niemals verwöhnt oder gar »verzogen« werden kann, auch wenn es von den Eltern noch so viel Beachtung erfährt. Ein Baby, das hautnah erlebt, wie es geliebt wird, ist auf die Dauer zufriedener als ein Kind, das nur selten intensive Zuwendung und körperliche Nähe erfährt, oder das lange schreien muß, bevor es hochgenommen und beruhigt wird. Denn Babys sind nicht nur Säuglinge, sondern auch »Traglinge«, die Hautkontakt brauchen, um sich geliebt zu fühlen.

Das Baby:

Das Erstaunlichste an Babys ist, daß sie bei verschiedensten Lebensformen und Methoden der Kindererziehung alle ein Ziel anstreben: ihre Unabhängigkeit. Noch sind sie weit davon entfernt. Bis zum dritten Lebensmonat etwa ist der Säugling durch Reflexe bestimmt, die er von Geburt an besitzt. Nimmt er einen Reiz wahr, der ins Schema paßt, verinnerlicht er diese Erfahrung. Er *lernt* aus Erfahrung. Durch *Lernen* und *Reifen* entwickelt er sich:

- Lernen heißt: Das Baby ändert sein Verhalten, weil es bestimmte Erfahrungen gemacht hat.
- Reifen heißt: Wachsen. Dies ist verhältnismäßig unabhängig von Einflüssen der Umwelt und Erfahrungen des Kindes.

Lernen und Reifen greifen ineinander. Beides hängt mit der Fähigkeit des Kindes zusammen, die Welt wahrzunehmen.

Wie sich ein Säugling Schritt für Schritt entwickelt, läßt sich ganz gut am Beispiel von Bewegung (Motorik) erklären:

- Die Reflexe, diese ziellosen, zuckenden Bewegungen der ersten Monate, verlieren sich langsam, die Bewegungen werden zielgerichtet, das Kind kann sie nach und nach immer besser kontrollieren. Ein Beispiel für diesen Vorgang: Ein Baby lernt erst greifen, wenn sich der Greifreflex verloren hat.
- Auch gezielte Bewegungen wirken am Anfang nicht sehr viel exakter als Reflexe. Ein Baby muß lange üben, bis seine Bewegungen ruhig und sicher sind.
- Nicht in gleichmäßigen Schritten entwickelt sich ein Baby weiter, sondern in Schüben. Zwischendurch legt es Pausen ein.
- Lernt ein Kind etwas Neues, scheint es bereits Erworbenes wieder zu vergessen. Keine Angst! Einmal Gelerntes vergißt es nicht.

Kein Baby gleicht dem anderen. Schon jetzt zeigen Kinder große Temperamentsunterschiede. Sie sind *Individuen* – von Anfang an.

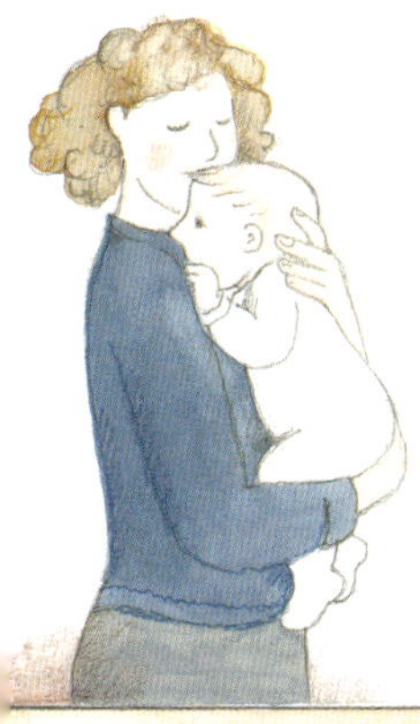

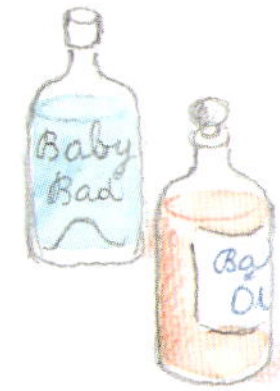
Baby
Bad

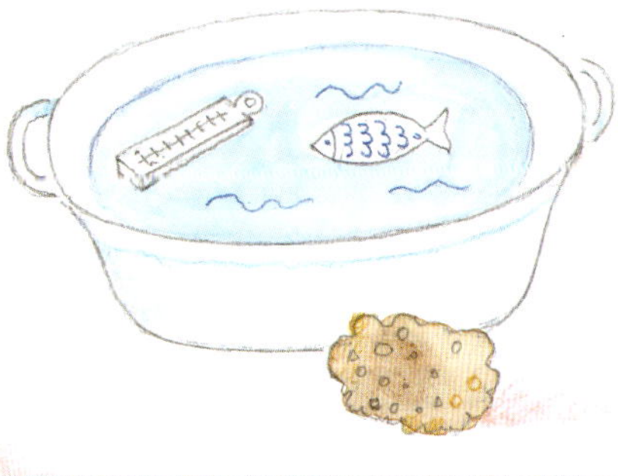

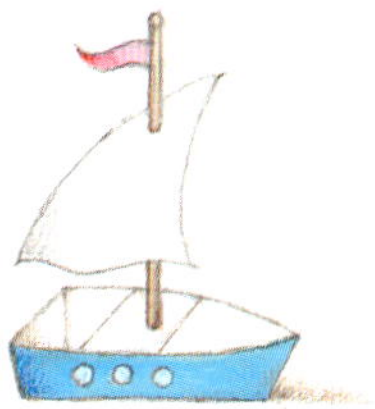

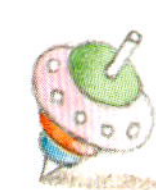

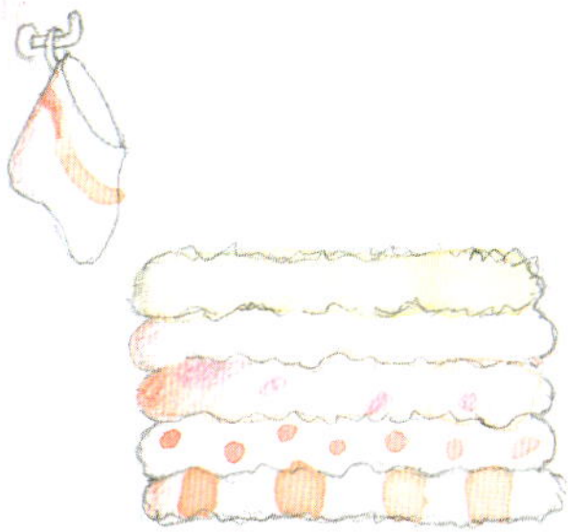

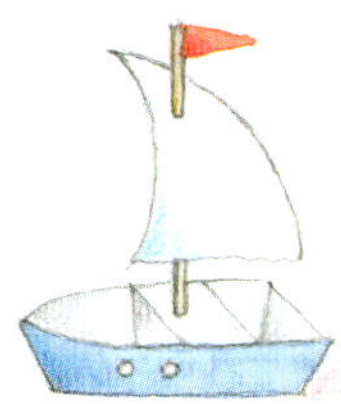

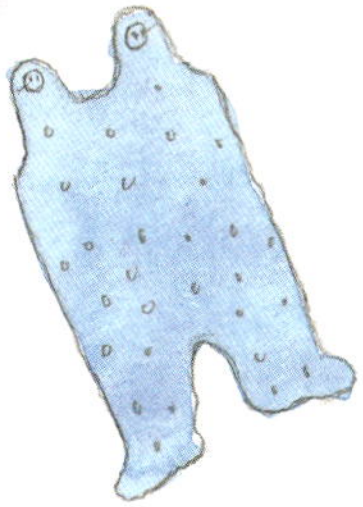

Einige Daten zur Entwicklung:

Was ein Baby jetzt schon kann oder gerade lernt:

- ○ Es liegt auf dem Bauch, beginnt sich zu strecken und versucht, den Kopf häufiger zu heben, länger zu halten.
- ○ Zieht man das Baby zum Sitzen hoch, kann es den Kopf inzwischen ein paar Sekunden halten.
- ○ Es öffnet und schließt die Hände häufiger, beginnt, seine Finger zu bewegen.
- ○ Es erschrickt weniger bei einem plötzlichen Geräusch und macht den Eindruck, als lausche es auf bestimmte Töne.

Ende des dritten Monats:

- ○ In der Bauchlage kann der Säugling seinen Kopf schon recht gut halten. Er schwankt weniger.
- ○ Liegt der Säugling auf dem Rücken, kann er den Kopf in der Mitte halten.
- ○ Tastversuche. Erwischt das Baby etwas, versucht es den Fund – meist vergebens – in den Mund zu stecken.
- ○ Es kann manchmal schon ein Spielzeug ergreifen, sogar hin- und herbewegen, aber noch nicht allein loslassen.
- ○ Es interessiert sich für alles, was sich bewegt.

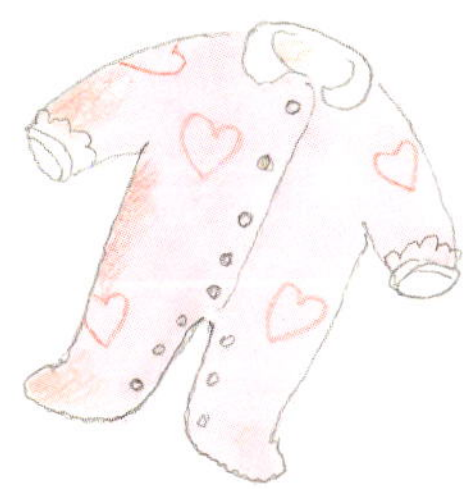

Der vierte Monat

Es ist kein Fehler,
lieber früher als später zum Arzt zu gehen;
der Kinderarzt stärkt oft
auch Eltern-Seelen.

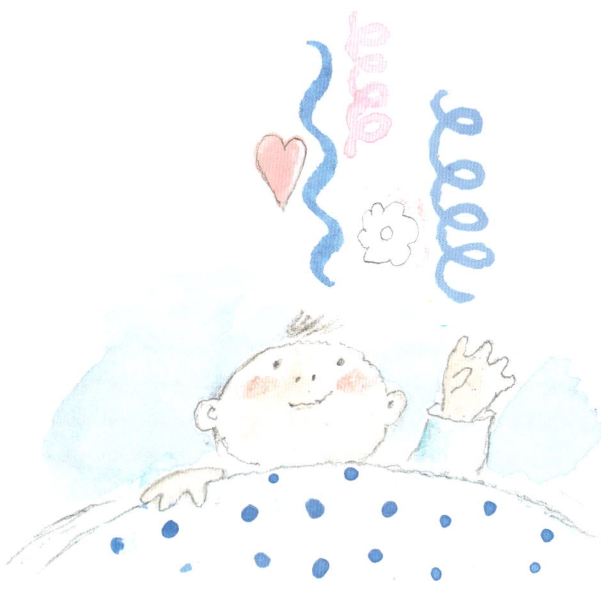

Das Baby:
Mit Großwerden ist es jetzt in erster Linie beschäftigt. In Gramm läßt sich das *Gedeihen* eines Kindes nicht messen. Das Gewicht des Babys ist im Verhältnis zur Körpergröße zu betrachten.
Ist das Baby zu dick? Dann auf keinen Fall eine Hungerkur verordnen, sondern lieber überlegen, ob die Ernährung vielleicht nicht stimmt.

- Gestillte Kinder werden selten dick.
- Wichtig ist es, sich an die vorgegebenen Mengen zu halten, wenn man Babynahrung zubereitet.
- Jegliche Beikost ist nach wie vor überflüssig.

Schlafen: Ein vier Monate altes Baby wacht aus dem Tiefschlaf nicht mehr so leicht auf. Zum Bedauern der Eltern sind die meisten Babys aber noch nicht so weit, daß sie regelmäßig durchschlafen. Ein Jahr dauert es noch, bis das Baby auch tagsüber einen verläßlichen Schlafrhythmus entwickelt hat.
Tagsüber mögen die unberechenbaren Schlafzeiten noch angehen, doch in der Nacht verzweifeln viele Eltern. Wenn sie selbst ins Bett wollen, ist das Baby quietschvergnügt, oder es wacht um fünf Uhr morgens auf und will spielen. Aus Prinzip, damit gar nicht erst eine Gewohnheit daraus wird, nehmen manche Eltern ihr Baby nachts nie zu sich ins Bett: »Womöglich gewöhnt es sich an, nur noch im Elternbett zu schlafen!«
Ganz klar: Alle Babys liegen für ihr Leben gern zwischen den Eltern – mitten im warmen Nest. Das tut jeder Kinderseele gut. Wer ihnen diese Geborgenheit bietet, macht in der Regel die Erfahrung, daß sich diese nächtlichen Gewohnheiten irgendwann wieder geben – ganz von allein.

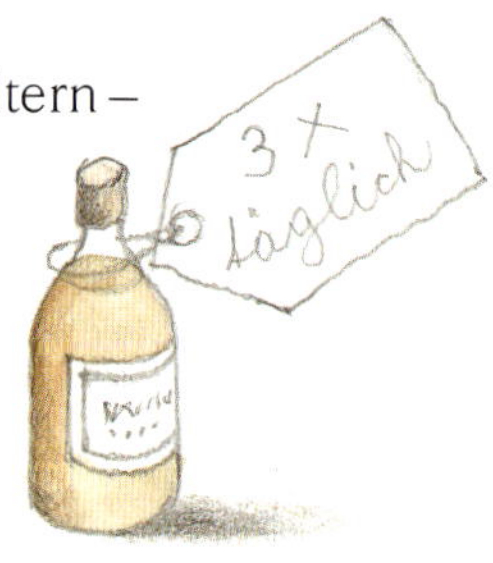

Bitte beachten: In diesem Monat sind wichtige Impftermine angesetzt.

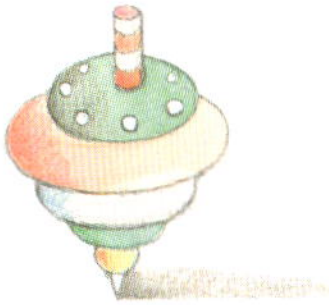

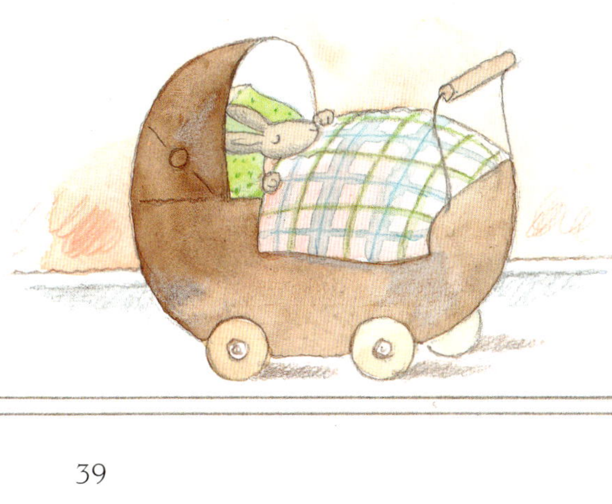

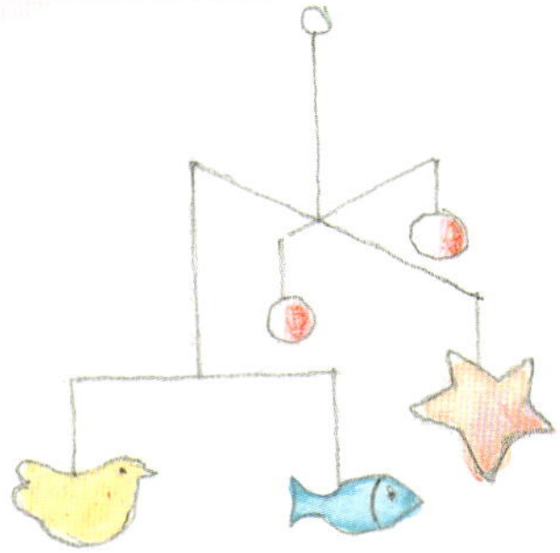

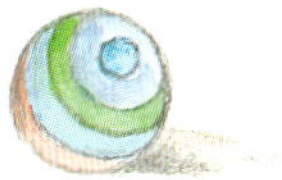

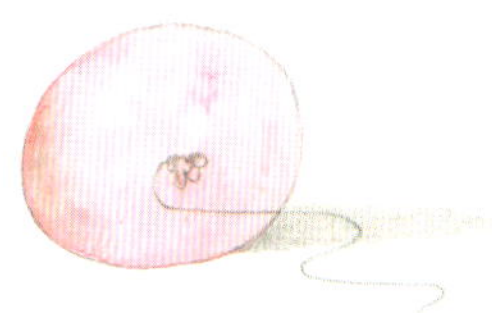

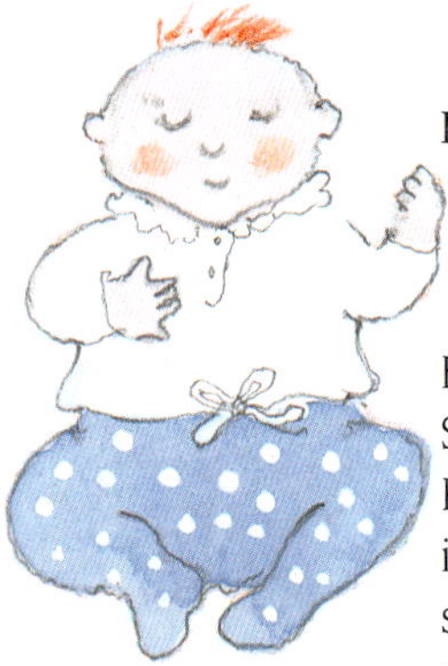

Die Eltern:

Die schläfrigen Zeiten sind dahin. Aus dem kleinen Säugling ist ein hellwaches Baby geworden, und hellwache Babys wollen etwas mitbekommen vom Leben. Begeistert führen ihm seine Eltern ein Stückchen von der Welt vor. Sie lassen es über die Schultern gucken und zeigen ihm die Wohnung, den Blick aus dem Fenster und erklären ihm, was dort zu sehen ist. Natürlich versteht ihr Kind den Sinn der Worte noch nicht, aber es hört zu und freut sich an vertrauten Stimmen, konzentriert sich auf die verschiedenen Töne, genießt das Schaukeln und die Geborgenheit in der Familie.

Machen sich die Eltern Sorgen über die *Entwicklung* ihres Kindes, können sie sich bei den Vorsorgeuntersuchungen Gewißheit verschaffen:

- Der Arzt prüft, ob sich das Baby gut entwickelt, bespricht seine Ernährung, kontrolliert das Herz und untersucht die Hüftgelenke.
- Er achtet auf Anzeichen von Rachitis, auf die Reflexe und Bewegungsstörungen.

Abgesehen von den *Vorsorgeuntersuchungen* – wer einen Säugling hat und wenig Erfahrung, ist immer wieder kurz davor, zum Kinderarzt zu gehen, wenn das Baby ein Wehwehchen, Schnupfen oder Husten hat. Es ist kein Fehler, sicherheitshalber zum Arzt zu gehen. Gute Kinderärzte heilen nicht nur Kinderkrankheiten, sondern stärken auch Eltern-Seelen. Kinderärzte fühlen sich – in den meisten Fällen – auch zuständig für die überflüssigen Sorgen überängstlicher Eltern.

Damit Sie auf den Arztbesuch gut vorbereitet sind, sollten Sie sich zu Hause alle Fragen, die Sie an ihn haben, auf einen Zettel schreiben.

Der fünfte Monat

Sprechen ist ansteckend.
Das Baby übt Vokale
und steckt alles in den Mund.

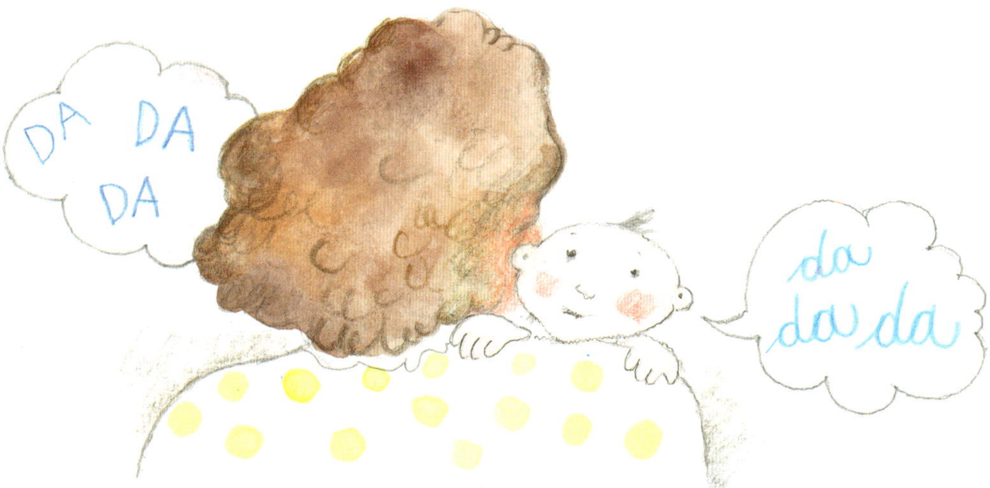

Das Baby:

Völlig hingerissen lauschen die Eltern den ersten Lauten ihres Babys, die unserer Sprache ähnlich sind. Da da da und ma ma ma und wa wa wa – stundenlang könnte man zuhören. Die Fähigkeit, sprechen zu lernen und Sprache zu verstehen, ist angeboren. In allen Ländern der Welt entwickelt sich die Sprache nach dem gleichen System. Jetzt, im fünften Lebensmonat, hat das Baby die ersten beiden Stufen dieser Entwicklung bereits hinter sich gelassen:

- Erste Stufe: Als Neugeborenes hat es auf Sprache schon aktiv mit Bewegungen reagiert.
- Zweite Stufe: Einige Wochen nach der Geburt fing es an zu lallen.
- Dritte Stufe: Seit ein paar Wochen ist es nicht nur damit beschäftigt zu lallen, sondern auch zu schnalzen. Es formt sogar Laute, die in seiner Muttersprache gar nicht vorkommen. Vor allem Vokale werden jetzt geübt. Nach und nach kommen immer mehr Konsonanten dazu. Es beginnt, bestimmte Kombinationen von Vokalen und Konsonanten auszuprobieren, zum Beispiel la oder ba oder ma.

Sprechen ist ansteckend. Reden Mütter und Väter häufig mit ihrem Kind, dann ist es um so begeisterter darauf aus zu schnalzen, zu lallen – ihnen auf seine Art zu antworten. Ganz automatisch wiederholen die Erwachsenen daraufhin die Laute des Babys. Dieser Vorgang der Rückkoppelung ist wichtig beim Sprechenlernen. Und auch hier zeigt sich wieder, wie sehr sich ein Säugling vom anderen unterscheidet: Schon jetzt gibt es ausgesprochene Vielredner und die großen Schweiger.

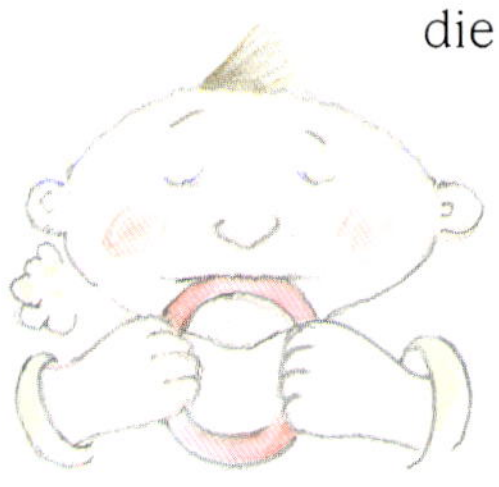

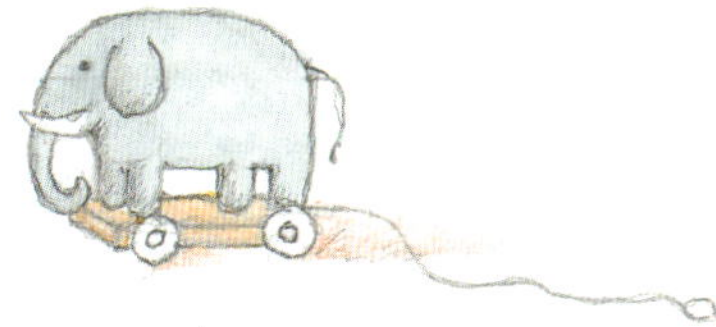

Erwachsene reden ganz automatisch in einfachen Sätzen mit dem Baby, in Wiederholungen und mit unterstreichenden Gesten. Und das Baby beginnt vage zu ahnen, was die verschiedenen Tonlagen zu bedeuten haben, in denen die Eltern mit ihm sprechen.

Die Entwicklung der Sprache und die der Bewegung hängen zusammen. Die Zentren, die beides steuern, liegen in der Hirnrinde nebeneinander. Spielt das Baby mit seinen Fingern, gehen durch diese Spiele auch Impulse auf das Sprachzentrum über.

Der Mund ist für das Baby ein wichtiges Sinnesorgan. Was es in Händen hält, wandert zielstrebig in den Mund. Mit den Lippen, mit der Zunge tastet es sein Spielzeug ab – zum Beispiel einen Holzring. Inzwischen reicht es ihm nicht mehr, den Ring nur anzuschauen, sondern es will fühlen, ob er rund oder eckig, rauh oder glatt, hart oder weich ist. Seine Vorstellung von der Welt ist nun dreidimensional.

Einige Daten zur Entwicklung des Babys:

- ○ Es übt zu rollen. Liegt es auf dem Bauch, gelingt es ihm manchmal schon, sich auf den Rücken zu rollen. Oft bleibt es aber auch beim Üben.
- ○ Es nimmt gern Kontakt auf, freut sich, wenn man ihm Spielzeug zeigt, fängt an, den Arm danach auszustrecken. Seine Bewegungen sind noch tapsig.

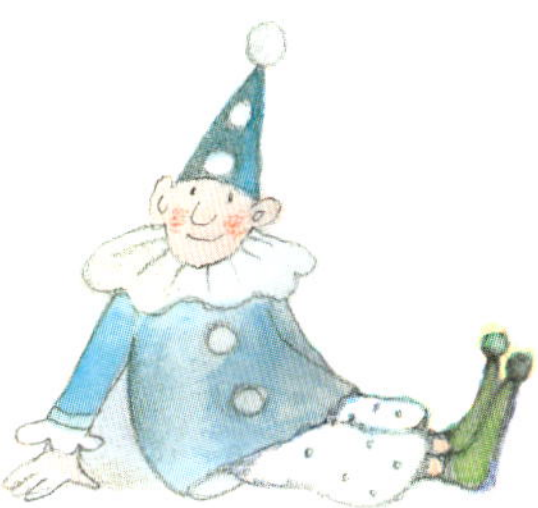

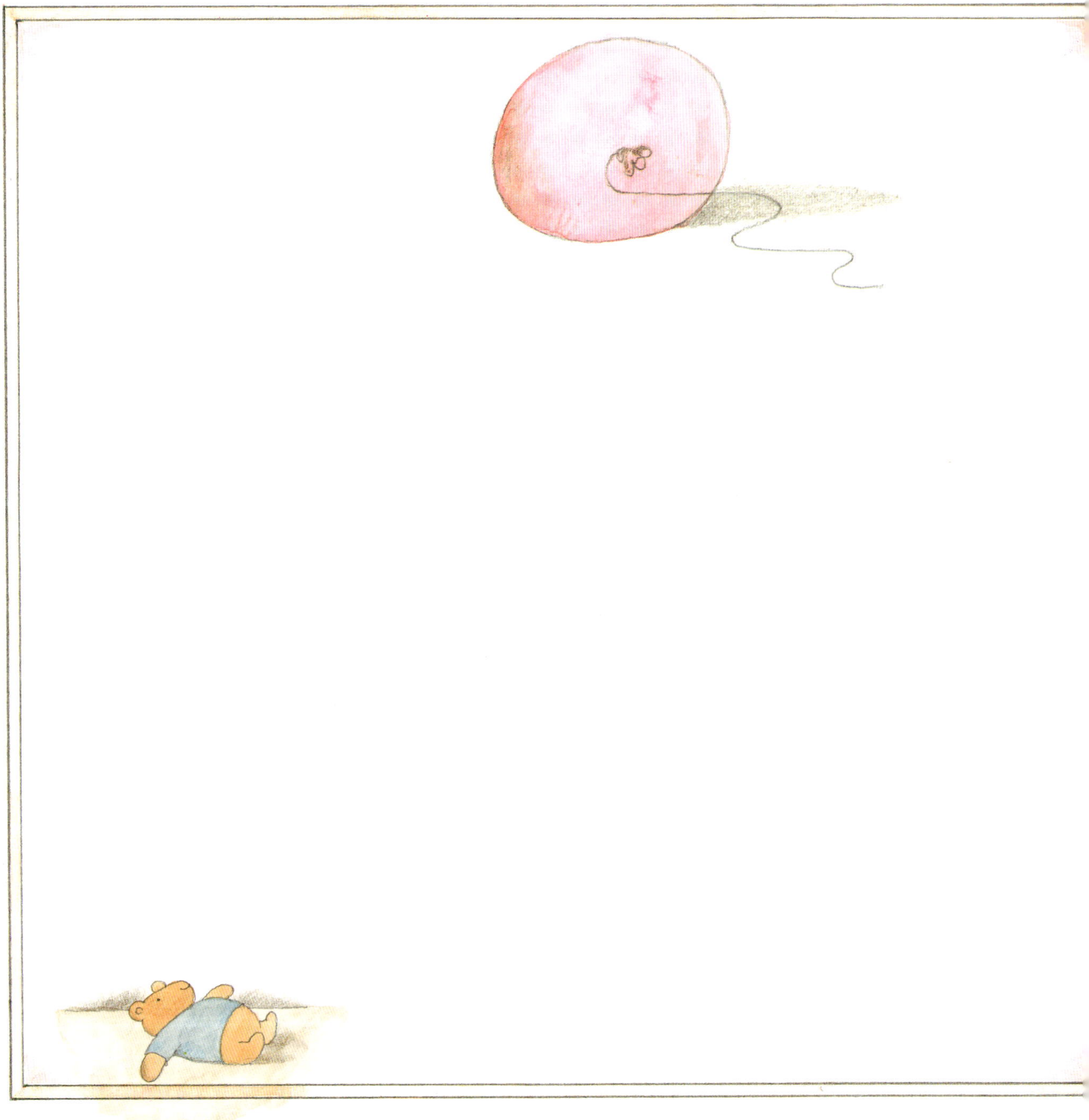

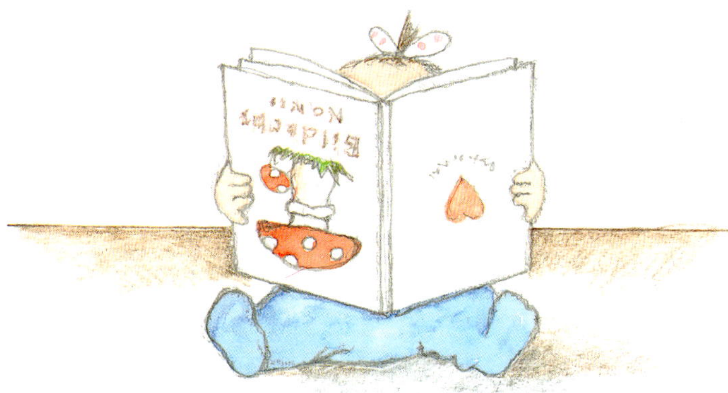

Die Mutter:
Mütter, die weiter berufstätig sein wollen oder müssen, sollten nun allmählich damit beginnen, sich von ihrem Kind stundenweise zu trennen. Viele werden es mit schlechtem Gewissen tun und ihren Entschluß zu arbeiten vielleicht bereuen: »Das Baby ist doch gerade jetzt so ein Wonnebrocken« und »mit Sicherheit wird es mich furchtbar vermissen.«
Doch sicher haben Sie vorgesorgt, und es gibt eine Vertrauensperson, der Sie das Baby tagsüber überlassen können.
Die Großmütter: Auch wenn ihre Ansichten über Erziehung manchmal von unseren eigenen abweichen – die Liebe, die sie dem Enkelkind entgegenbringen, wiegt alles andere auf.
Glücklich auch, wer eine nette Tagesmutter findet. Daneben gibt es inzwischen sehr gut und engagiert geführte Kinderkrippen. Leider stehen viel zu wenig Plätze zur Verfügung. Viele Mütter machen sich Vorwürfe: »Wird mein Kind auch wirklich gut versorgt in meiner Abwesenheit? Vermißt es mich auch nicht zu sehr?«
Nicht die stundenweise Abwesenheit der Mutter, nicht ihre Berufstätigkeit sind das Problem; Schwierigkeiten ergeben sich erst, wenn das Baby während der Arbeitszeit seiner Eltern nicht gut betreut wird. Ein Baby, das tagsüber liebevoll von einer Ersatzmutter umsorgt und abends einer ausgeglichenen Mutter übergeben wird, die müde aber zufrieden aus ihrem Beruf heimkommt, hat sicherlich bessere Entwicklungschancen als ein Kind, das von einer Mutter betreut wird, die unglücklich ist, weil sie ihren Beruf und ihre Interessen vernachlässigen muß und sich durchs Baby ans Haus gefesselt fühlt.

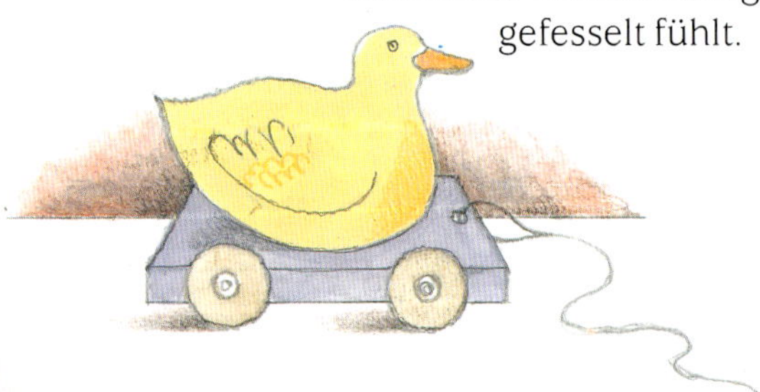

Der sechste Monat

Das Abstillen beginnt.
Den hilflosen, abhängigen Säugling gibt es
nicht mehr –
dafür aber ein bißchen mehr Freiheit.

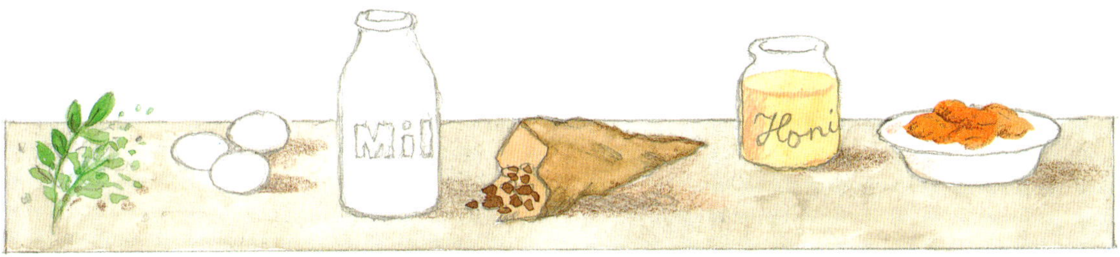

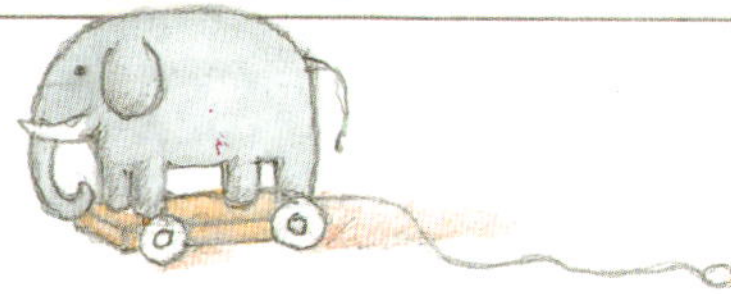

Das Baby:

Allein von Milch wird das Baby nun nicht mehr satt. Falls Sie nicht schon früher damit begonnen haben, ist jetzt der richtige Moment gekommen, den ersten Brei auf den Tisch zu bringen: Viele greifen zu den praktischen Gläschen. Ein paar Tips dazu:

- In den Gläschen sind die Stoffe in der richtigen Menge enthalten, die ein Baby braucht.
- Der Brei besteht aus frisch geerntetem Obst und Gemüse von geprüfter Qualität.
- Reste nicht aufwärmen.
- Angebrochene Gläschen nicht länger als 24 Stunden im Kühlschrank aufbewahren.
- Den Brei weder nachwürzen noch süßen.
- Das Haltbarkeitsdatum beachten.

Gehobene Ansprüche an die Eßkultur darf man nun ein paar Monate lang nicht stellen. Brei schmeckt nicht nur gut, man kann auch mit ihm spielen – Babys haben da viele Ideen.

Im sechsten Monat macht das Baby gewöhnlich große Fortschritte. Es kann seine Bedürfnisse immer besser ausdrücken – zum Beispiel den Wunsch, teilzunehmen am Familienleben. Nichts ist schöner als von einem Schoß zum anderen zu wandern, mit Mutter zu schmusen, mit Vater zu schmusen und beide anzustrahlen: »Komm, kümmere dich um mich! Mit mir kann man jetzt schon eine ganze Menge anfangen!« Und wenn dann Zeit ist zum Spielen, jauchzt es vor Vergnügen. Hoppe, hoppe Reiter, in die Luft fliegen und aufgefangen werden, auf den Arm genommen werden – sechs Monate alte Babys sind begeistert, wenn's lebhaft zugeht beim Spielen.

Übrigens kommen jetzt in der Regel die ersten Zähne. (Auch hier gilt: es kann, muß aber jetzt noch nicht sein.)

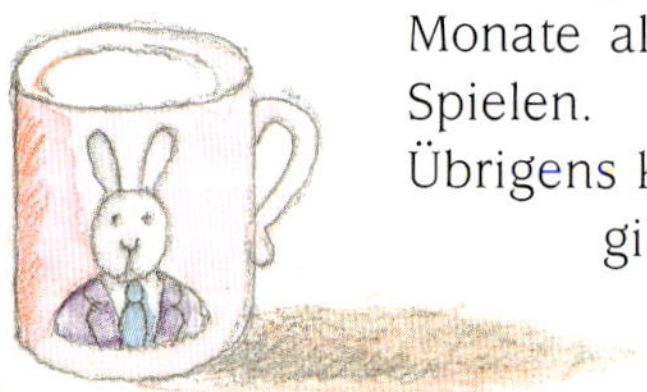

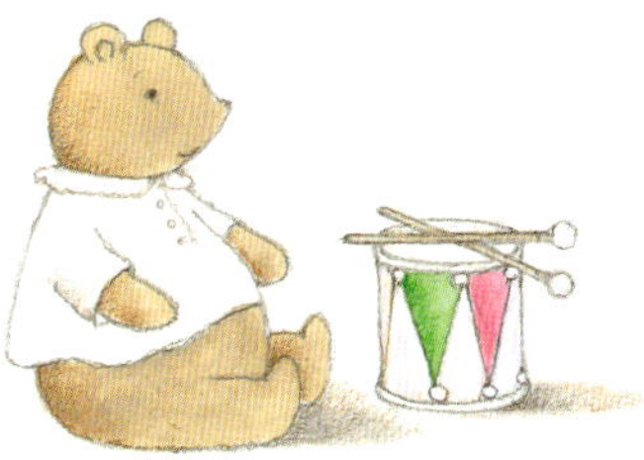

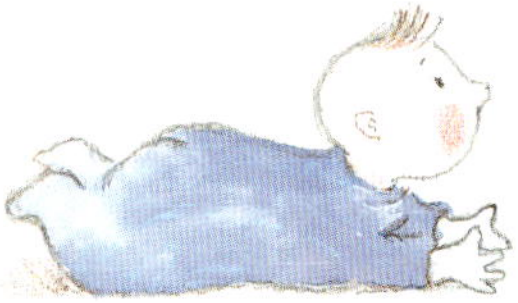

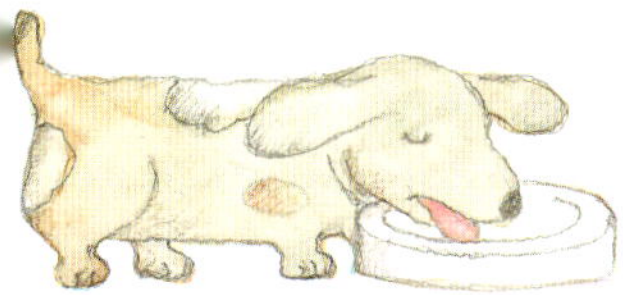

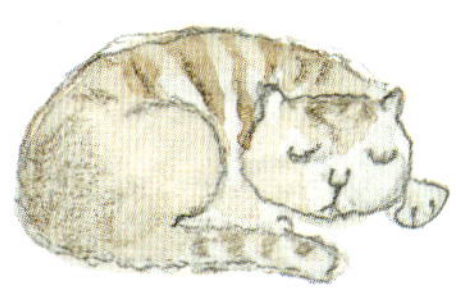

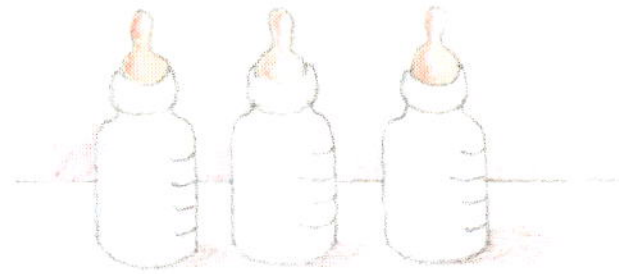

Die Mutter:
Wenn Sie eine berufstätige Mutter sind, haben Sie es schon hinter sich, aber auch für viele zu Hause bleibende Mütter ist jetzt der Zeitpunkt des Abstillens gekommen. Die meisten Kinderärzte empfehlen heute, etwa vier bis sechs Monate nach der Geburt des Kindes mit dem Abstillen zu beginnen, da der Nutzen des Stillens gegenüber den eventuellen Risiken durch Rückstände in der Muttermilch dann nicht mehr eindeutig überwiegt.
Mit dem Stillen aufhören heißt gleichzeitig: »Ich akzeptiere, daß es den hilflosen, ganz auf mich gestellten Säugling nicht mehr gibt.«
Hinzunehmen, daß das Kind damit ein Stückchen unabhängiger von ihnen wird, fällt manchen Müttern schwer. Zu sehr haben sie die ganz enge Beziehung zwischen Mutter und Kind genossen, die sich beim Stillen ergibt, dieses Gefühl von Einheit. Und jetzt plötzlich loslassen?
Andere Mütter sehen in diesem Augenblick vor allem, daß sie mit dem Ende des Stillens ein wenig von der eigenen Unabhängigkeit zurückgewinnen, und darüber freuen sie sich. Nun kann man wieder am gesellschaftlichen Leben teilnehmen, auch mal für ein paar Stunden aus dem Haus gehen.

Der siebte Monat

Wenn das Wickeln in
einen Ringkampf ausartet . . .
Das Baby auf dem Weg zum Kleinkind.

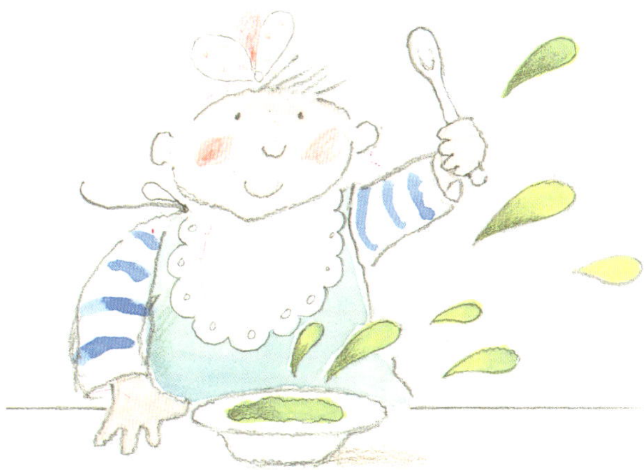

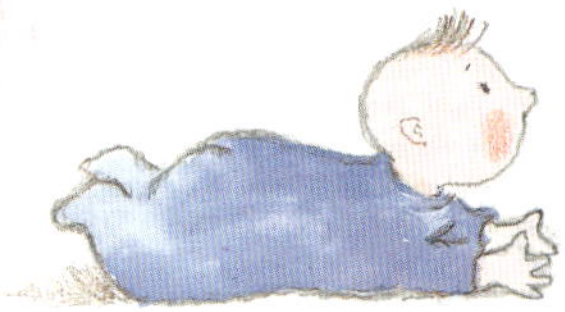

Das Baby:

Es ist auf dem Weg zum Kleinkind. Groß und kräftig geworden, liefert es jetzt beim Wickeln schon richtige Kämpfe: »Ich denke gar nicht daran, das zu tun, was du von mir erwartest.«

Viele Babys sind in dieser Phase oft unleidlich. Vorwärtskommen möchten sie, aber es klappt meist noch nicht ganz. Mißvergnügt strampeln sie sich ab, knatschen und quengeln, möchten mehr tun, als sie können: »Wenn's doch bloß endlich losginge!«

Schließlich versucht das Kleine, per Kullern voranzukommen (das stärkt die Bauchmuskeln), um zum Beispiel endlich das interessante Bücherregal zu erreichen.

Ein weiterer wichtiger Schritt: Das Koordinieren seiner Wahrnehmungen und Bewegungen – seit langem geübt – funktioniert auf einmal. Es kann Bilder, die es sieht, und Bewegungen, die es macht, in Einklang bringen:

- – Es sieht den Bauklotz – es streckt den Arm danach aus – es ist fähig, sich den Bauklotz zu nehmen.

Das Kind ist hellwach und lernbegierig: Sein Lautrepertoire wird immer umfangreicher und sein Wunsch intensiver, sich anderen verständlich zu machen.

Einige Daten zur Entwicklung:

- Das Baby nimmt seine Umwelt immer besser wahr.
- Es läßt sich sehr schnell ablenken (ist doch alles so interessant!).
- Das Baby beschäftigt sich immer intensiver mit seinen Füßen, hat oft Spaß daran, mit seinen Zehen zu spielen.
- Es greift mit beiden Händen nach einem Spielzeug.
- Es spielt mit einem Tuch oder einem Stück Papier, weiß schon, daß man es zusammenknüllen und auseinanderziehen kann.
- Es beginnt bereits skeptisch auf Fremde zu reagieren.

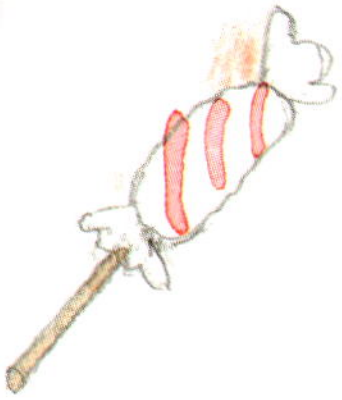

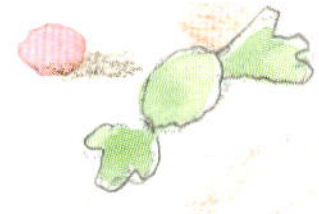

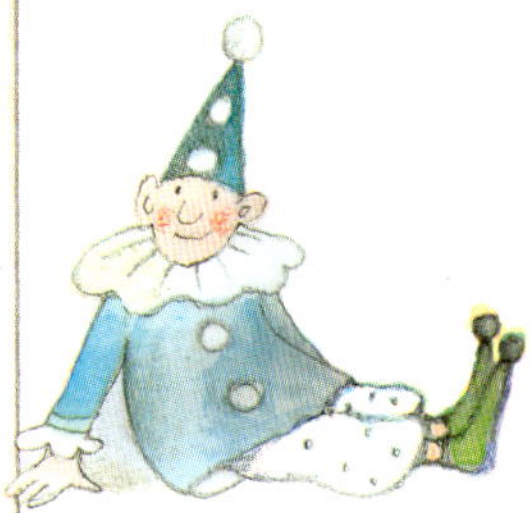

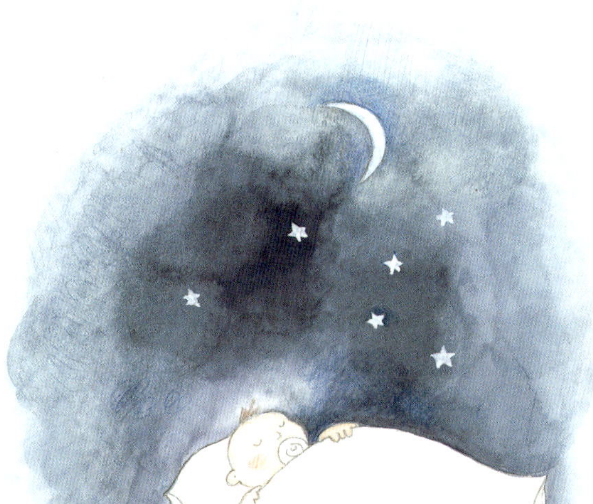

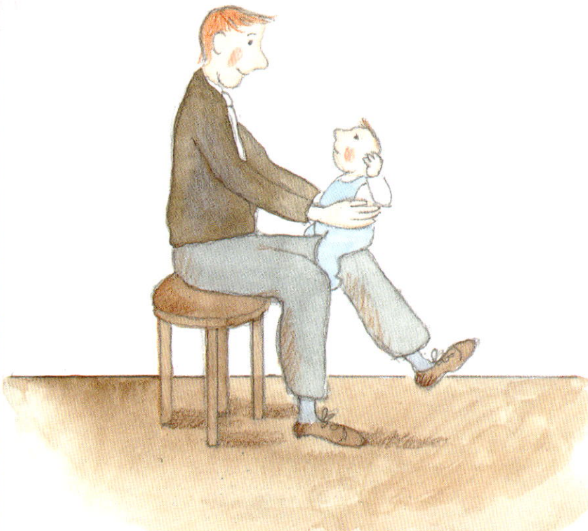

Die Eltern:

Im zweiten Halbjahr stehen einige Anschaffungen für das Baby an. Ein paar Tips, was dabei zu beachten ist:

- Hochstühle, auch solche die in Fachgeschäften angeboten werden, sind nicht alle unbedingt sicher. Der Stuhl soll fest stehen, deshalb muß die Standfläche größer als die Sitzfläche sein.
- Weil Kleinkinder gerne aus dem Hochstuhl klettern, einen Sitz mit Sicherheitsgurt kaufen.
- Darauf achten, daß der Stuhl keine scharfen Ecken, Kanten oder Schrauben hat.
  (ACHTUNG: Das Baby erst in den Sitz setzen, wenn es sich allein aufrichten kann.)
- Vom sechsten Monat an ist ein Baby in einem Buggy gut untergebracht.
  Der Buggy braucht eine Bremse, muß kippsicher sein und eine möglichst hohe Lehne haben, die den Kopf abstützt, sollte sich schnell und praktisch zusammenklappen lassen, nicht zu breit sein (zum Beispiel um durch schmale Bustüren zu kommen). Die Rückenlehne sollte verstellbar sein, ebenso die Fußrasten.

Der achte Monat

Die Krabbel- und »Fremdel«phase.
Seine grenzenlose Neugier
treibt das Baby auf Entdeckungsreise.

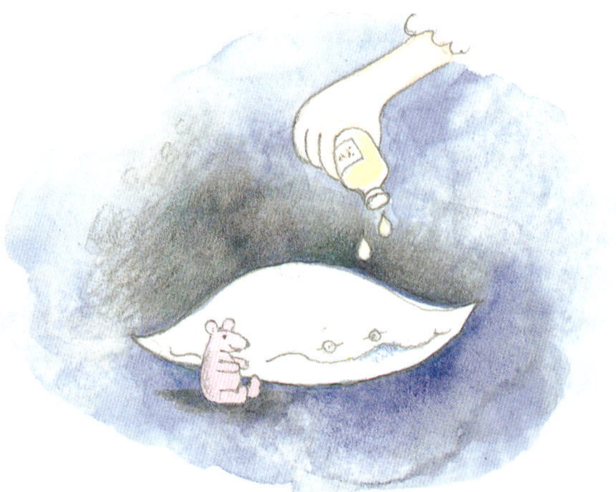

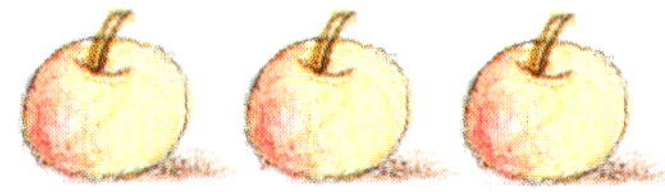

Das Baby:
Nun ist es wirklich soweit. Das Baby macht sich auf die Knie, die Welt zu entdecken. Das Zusammenspiel zwischen Muskeln, Gliedern und Gehirn klappt. Ganz bei der Sache von Kopf bis Fuß versucht das Kind, seinen Körper anzuheben. Es stemmt sich aus der Bauchlage hoch, stützt sich auf Hände und Knie und schaukelt vor und zurück, hin und her.

- Jedes Kind hat seine eigene Art vorwärtszukommen und probiert aus, welche ihm am meisten liegt.

Dem Baby eröffnen sich durch das Krabbeln neue Dimensionen. Es kann sich ein Ziel setzen und dieses konsequent ansteuern. Beim Krabbeln begreift das Kind, was ein Raum ist. Es lernt, sich selbst nach vorn und nach hinten zu dirigieren, nach links und nach rechts. Es lernt, Entfernungen einzukalkulieren, Hindernisse zu überwinden. Bei allem spielt selbstverständlich Mut-Machen durch einen Erwachsenen, das Anfeuern, eine große Rolle.
Übrigens: Erst wenn das Baby krabbeln kann, schafft es auch aus eigener Kraft, sich hinzusetzen, und erst dann sollte es hingesetzt werden.
Die Neugier eines Babys ist grenzenlos, und nun geht es auf Entdeckung. Kein Grund, alles aus dem Weg zu räumen. Vielmehr bedarf es nun großer Geduld und Konsequenz, immer wieder zu verbieten und dem Kind zu zeigen, was es darf und was es nicht darf. Wichtig ist vor allem, daß Dinge, die dem Baby tatsächlich Schaden bringen könnten, nicht in seine Hände geraten:

- Zigaretten, Tabak (schon in kleinen Mengen tödlich fürs Baby)
- Medikamente, Reinigungsmittel
- scharfe und spitze Gegenstände (Messer, Scheren, Stricknadeln)
- ganz kleine Dinge, zum Beispiel Hemdenknöpfe, Reißnägel usw.
- Plastiktüten

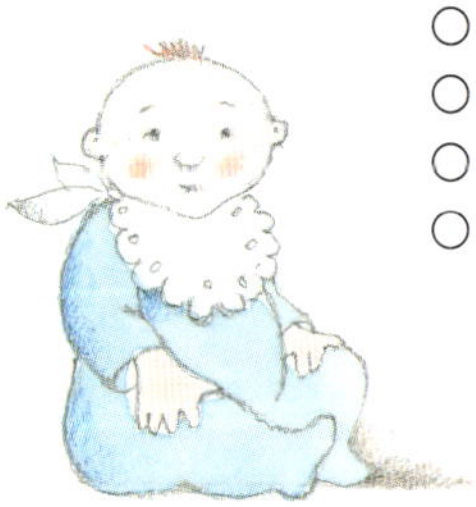

○ giftige Pflanzen.

Außerdem sollten

○ Steckdosen gesichert werden
○ Kühlschrank, Tiefkühlschrank abschließbar sein,
○ Herde gesichert, Stiele von Pfannen und Töpfen nach innen gedreht sein, wenn gekocht wird.

In puncto Sicherheit mag ein Laufstall empfehlenswert sein, er engt die Bewegungsmöglichkeiten eines Kindes jedoch beträchtlich ein. Vernünftigerweise wehren sich viele Kinder mit Geschrei gegen diesen Käfig, und man wird ihn nur im Notfall (es läutet an der Tür, das Telefon bimmelt, man muß schnell in den Keller etc.) benützen.

Die Phase des Fremdelns beginnt bei den meisten Kindern im achten Lebensmonat, bei manchen auch schon sehr viel früher. Sie kann eine Woche, aber auch einige Monate dauern. Noch gestern strahlte das Baby jeden an, der mit ihm sprach, lächelte freundlich, wenn es von einem Fremden in den Arm genommen wurde. Doch plötzlich starrt es alle, die nicht zum engsten Familienkreis gehören, so entgeistert an, als ob es sie noch nie gesehen hätte. Es wendet sich mit Gebrüll von der Großmutter ab und birgt sein Köpfchen an der Schulter der Mutter. Das Baby fremdelt, weil es nun gelernt hat, zwischen vertrauten und weniger vertrauten Personen zu unterscheiden. Es spürt, daß seine Eltern (oder auch die Tagesmutter) einzigartig sind und will nur sie und sonst niemanden. Außerdem hat das Kind gelernt, sich durch Krabbeln oder Rollen fortzubewegen – weg von den Eltern –, und plötzlich entsteht Trennungsangst. Diese »Acht-Monats-Angst«, wie das Fremdeln auch genannt wird, bedeutet also, daß das Kind feste Bindungen an die engere Familie entwickelt hat. Die größte Anhänglichkeit entwickelt es natürlich in der Regel zur Mutter.

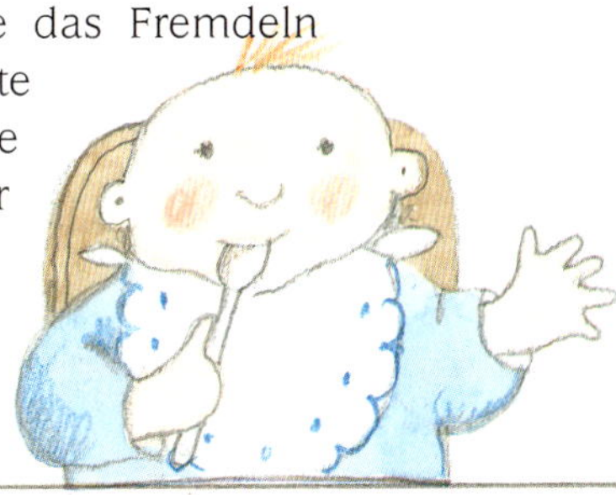

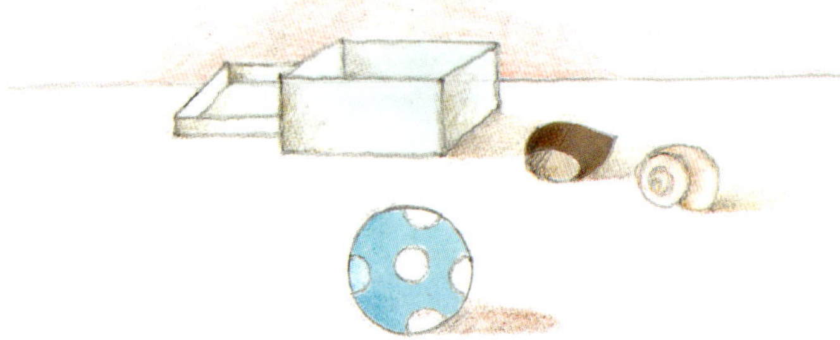

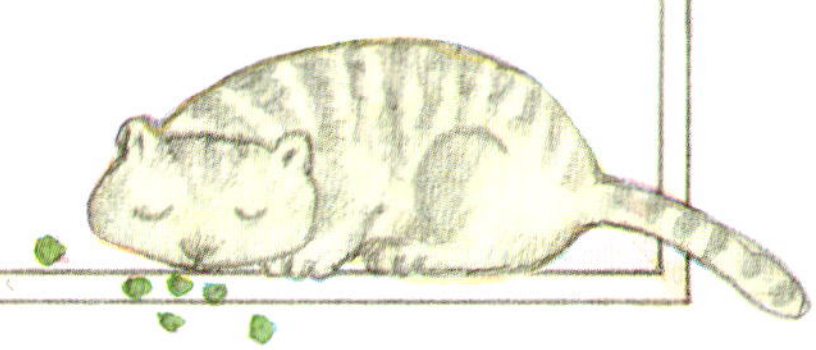

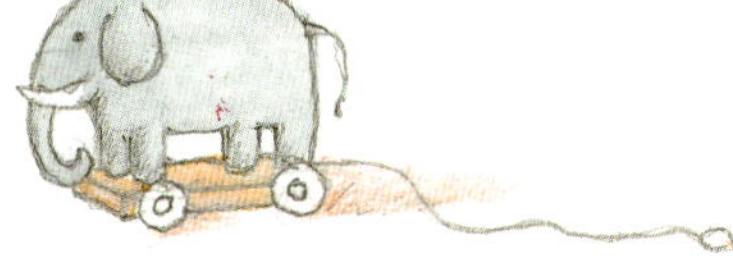

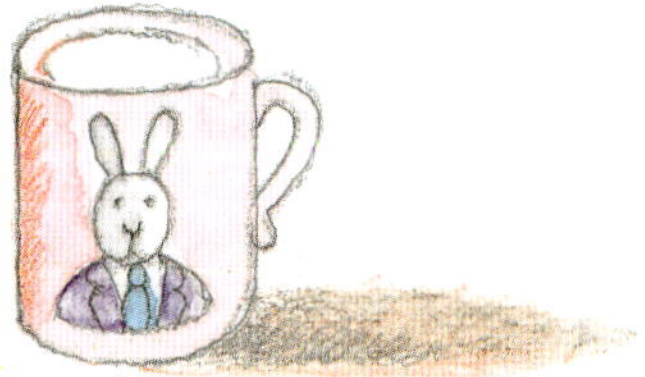

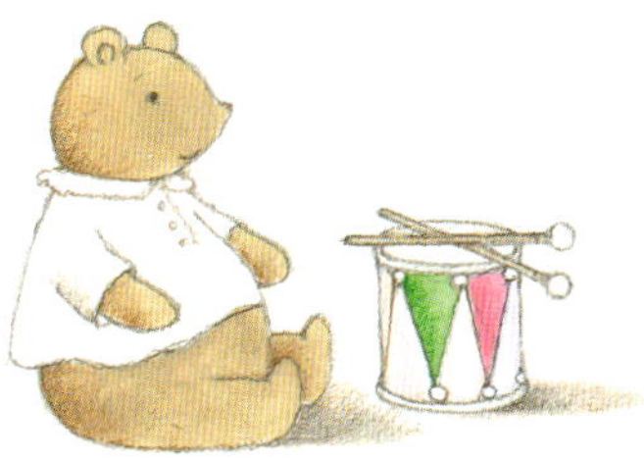

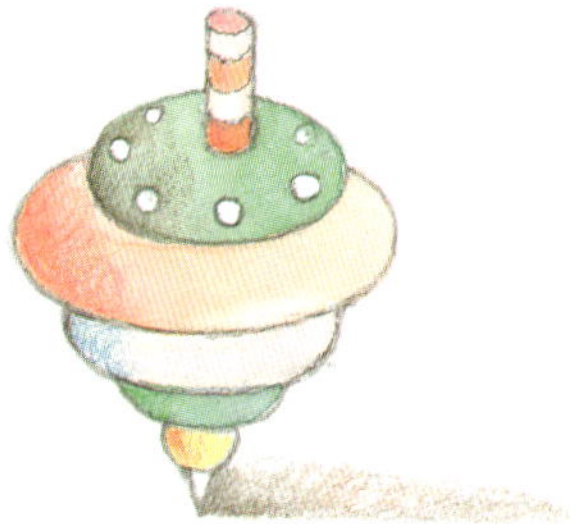

Die Eltern:
Viele Eltern entdecken ein neues Lieblingsspiel, und das heißt Zukunftsbilder ausmalen: »Was wird aus diesem Kind später einmal?«
Erste Prognosen werden aufgestellt – zum Beispiel: Ganz klar, aus diesem lebhaften Krabbler wird garantiert mal ein begeisterter Sportler oder aus diesem zarten, zurückhaltenden Baby ein ganz sensibles Wesen. Abends, wenn dann Ruhe ist, wenn das Baby sich endlich müde getobt hat und rosig und entspannt schläft, stehen seine erschöpften Eltern sicherlich häufig vor dem Kinderbett und betrachten begeistert ihren Sprößling: »Gerade acht Monate alt und schon eine Persönlichkeit ...«

Der neunte Monat

Das Baby macht sich
immer besser verständlich
und seine Spiele
werden anspruchsvoller.

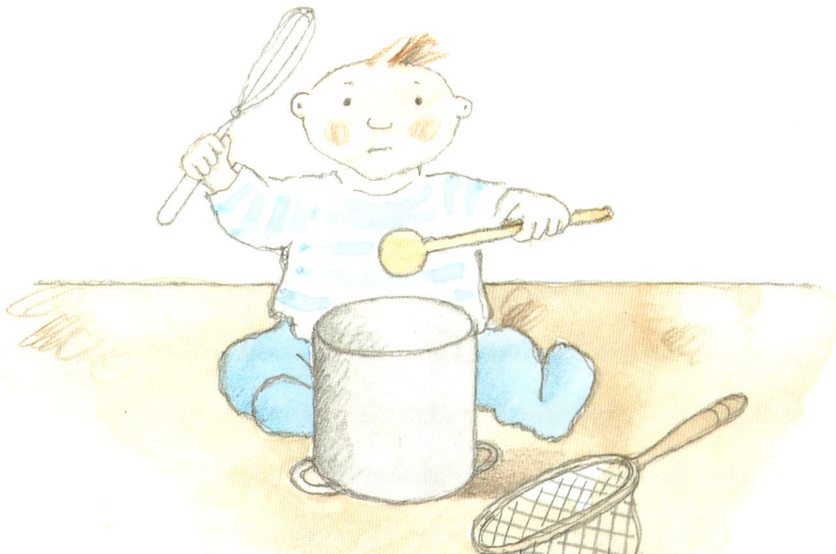

Das Baby – die Eltern:
Gegen Ende des neunten Monats verständigen sich Kind und Eltern immer flüssiger miteinander. Die durch lebhafte Gestik und Mimik unterstützte Sprache des Babys ist Außenstehenden freilich noch ein Rätsel. Wer außerhalb der Familien kann schon nachvollziehen, daß »Lalala« und auf den Bauch hauen heißt: »Ich sehe ein Auto« und daß »Mememem« und die Hand öffnen und schließen bedeutet: »Ich habe Hunger«.
Intuitiv versuchen Eltern, die Stimmung zu erfassen, die in den Lauten mitschwingt, in der Mimik und Gestik, und immer häufiger liegen sie richtig mit ihrer Annahme: Das Baby kann sich schon immer besser ausdrücken.
Spielen: Das Baby stellt allmählich größere Anforderungen an sich. Vor dem Kind liegt zum Beispiel eine Stoffpuppe, es muß sich anstrengen, sie zu erreichen – schafft das auch und wirft die Puppe unters Sofa, um hinterherzukrabbeln und sie sich wiederzuholen. Das Baby weiß, daß ein Ding weiterbesteht, selbst wenn man es nicht mehr sieht. Es weiß auch ganz genau, daß das vom Tisch gefegte Brot nun am Boden liegt. Wer hebt es wohl auf?
Der nächste Schritt in der Entwicklung ist schwieriger: Ein Erwachsener stößt ein Holzauto an, das Auto rollt davon. Das Baby wiederholt dieses Spiel, erinnert sich sogar einige Stunden später daran. Es kramt das Auto hervor und stößt es an . . . Als nächstes wird es etwa einen Ball, der ihm zugerollt wird, zurückrollen lassen. Es versteht: Ich soll tun, was der andere macht.

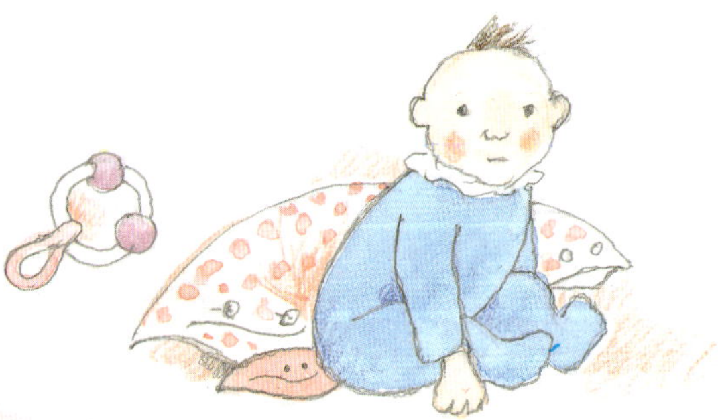

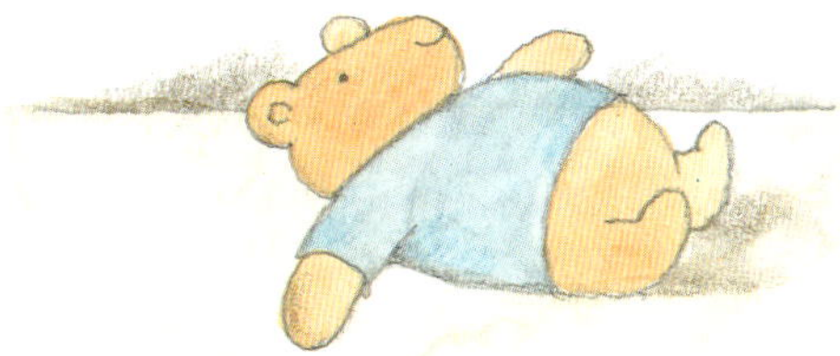

Gerade in diesem Stadium, in dem das Kind lernt oder schon gelernt hat vorwärtszukommen, da es seine Bewegungen immer besser steuern kann, genießt es Spiele, die mit Toben und Turnen zu tun haben. Der Fantasie der Eltern sind da keine Grenzen gesetzt. Und vor allem: Das Baby ist selig, wenn man zu ihm auf den Teppich kommt. Dann kann es losgehen.

Einige Daten zur Entwicklung:

- ○ Das Baby patscht auf sein Spiegelbild.
- ○ Es kann mit jeder Hand ein Spielzeug aufnehmen.
- ○ Es trinkt aus der Tasse, wenn man sie ihm hält.
- ○ Es erkennt Gegenstände an Form und Farbe.
- ○ Es steht, wenn man es festhält.
- ○ Es beginnt sich für leise Gespräche zu interessieren.
- ○ Das Baby versucht, sich einen Socken auszuziehen. Bei vielen Kindern ein sehr beliebtes Spiel.
- ○ Es sitzt bereits so sicher, daß es sich im Sitzen umschauen kann.
- ○ Es kann sich aus dem Sitzen nach vorn beugen, um sich ein Spielzeug zu holen, ohne dabei gleich die Balance zu verlieren.

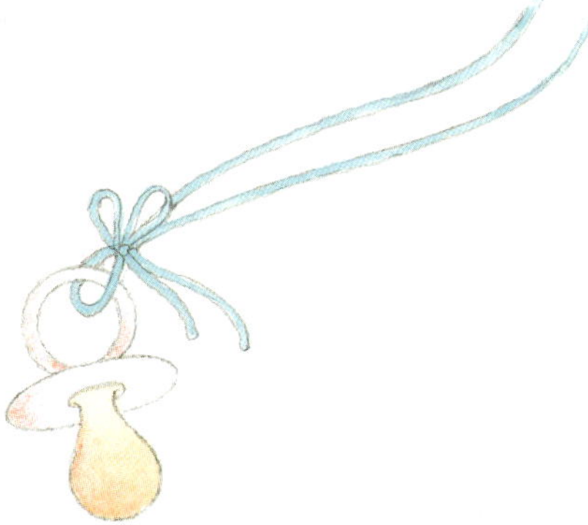

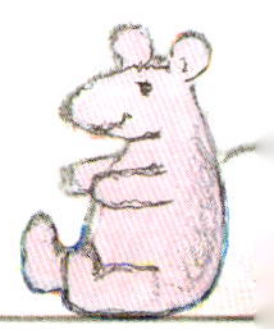

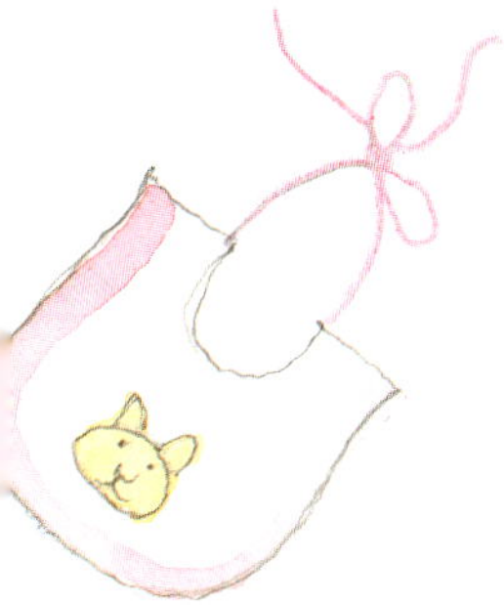

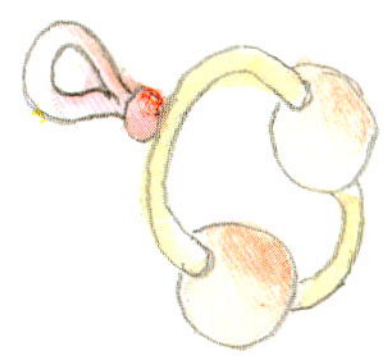

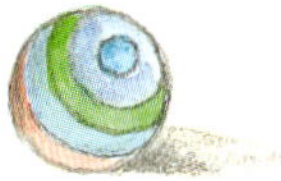

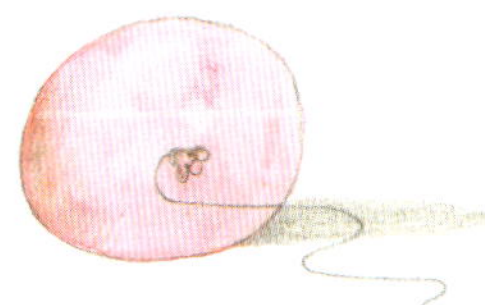

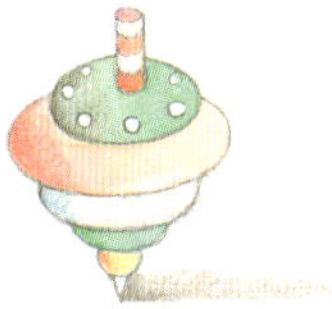

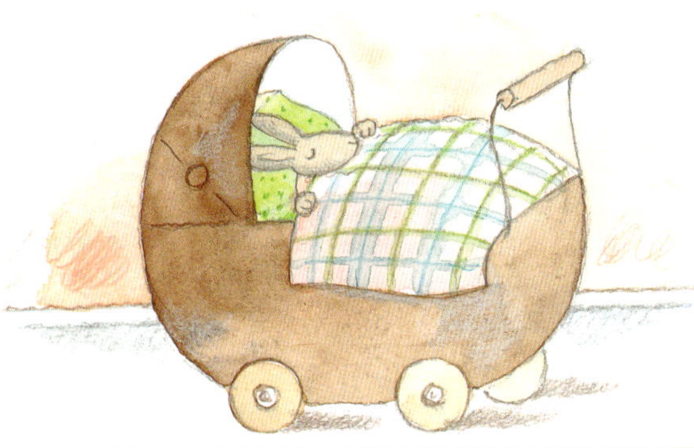

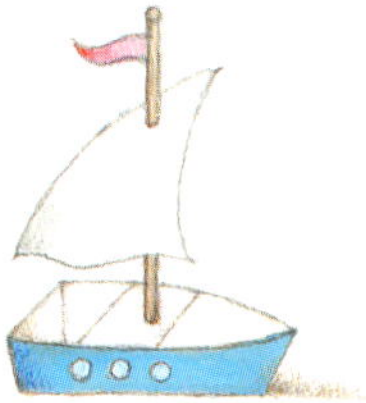

Der Babysitter:

Wenn Sie Ihr Baby nicht mitnehmen wollen oder können, ist ein Babysitter eine gute Lösung. Verwenden Sie aber auf die Auswahl der geeigneten Person viel Sorgfalt, und treffen Sie die nötigen Vorbereitungen.

Das sollten Sie beachten:

- Engagieren Sie keine Kinder unter vierzehn Jahren als Babysitter – sie wären noch überfordert.
- Setzen Sie nicht automatisch voraus, daß der Babysitter im Umgang mit einem Baby vertraut ist, etwa weil er selbst Kinder hat.
- Machen Sie den Babysitter mit den Gewohnheiten und Eigenarten Ihres Kindes vertraut (zum Beispiel Schlafen mit Nachtlicht).
- Verschweigen Sie dem Kind nicht, daß Sie weggehen.
- Es sollte ein Vertrauensverhältnis zwischen Ihnen und dem Babysitter bestehen, so daß Sie beruhigt Ihren freien Abend verbringen können und andererseits der Babysitter über eventuelle Vorkommnisse ohne Hemmungen berichten kann.
- Zeigen Sie ihm die ganze Wohnung, und weisen Sie auf eventuelle Gefahrenquellen hin. Schreiben Sie notfalls auf, wo er was findet: Fläschchen, Wärmflasche, Windeln, frische Wäsche etc.
- Achten Sie darauf, daß der Babysitter einige Grundbegriffe der Babypflege beherrscht wie Wickeln oder Fläschchen zubereiten.
- Hinterlassen Sie Ihre Telefonnummer oder, falls Sie nicht zu erreichen sind, die wichtigsten Notrufnummern.

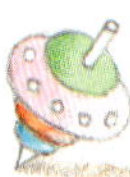

Der zehnte Monat

Krach wegen Erziehungsfragen?
In Gesprächen kann man die
gegensätzlichen Ansichten abbauen.

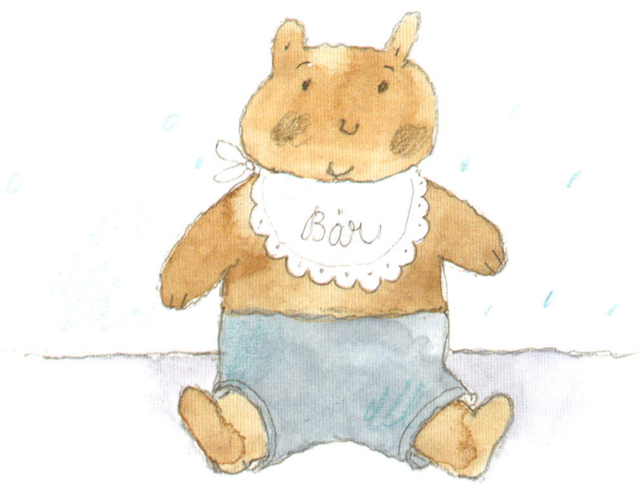

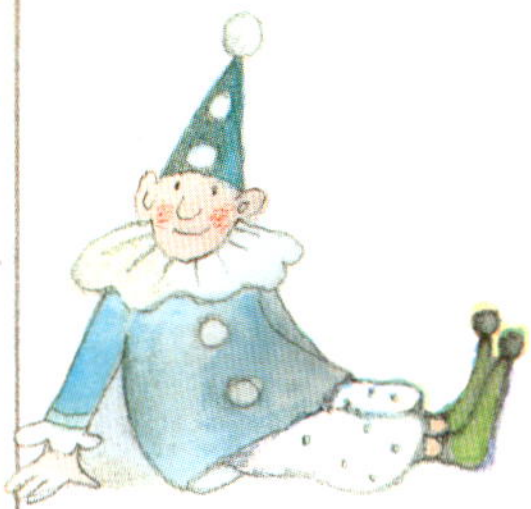

Die Eltern:
Ein Kind ist in jeder Partnerschaft auch eine Belastungsprobe. Plötzlich prallen ungeahnte Charakter- und Verhaltensunterschiede aufeinander. Wo man glaubte, sich zusammengerauft zu haben, brechen heftige Meinungsverschiedenheiten aus. Jetzt gibt es nur eines: darüber reden, sich mit den eigenen Vorstellungen, vielleicht mit der eigenen Kindheit auseinandersetzen und schließlich lernen, das Anderssein des Partners zu akzeptieren.
Auch zwischen Eltern und Kind finden erste Auseinandersetzungen statt. Neugierig machen sich die meisten Babys jetzt nicht nur auf Entdeckungsreisen kreuz und quer durch die Wohnung, sie probieren auch aus, ob die Grenzen, die Eltern setzen, auch wirklich ihre Gültigkeit haben: »Mal sehen, was geschieht, wenn ich an den Herd gehe, obwohl das strengstens verboten ist!« (Oder an das Radio. Oder an die Schublade.) Wer es schafft, konsequent darauf zu achten, daß einmal gesetzte Grenzen vom Kind respektiert werden, hat das größte Problem im Bereich KINDERERZIEHUNG bewältigt. Nur wem gelingt es, immer konsequent und klar auf die kleinen Quälgeister zu reagieren? Mütter und Väter, die sich selbst einmal ganz bewußt zuhören bei ihren Gesprächen mit dem Baby, merken schnell, wie inkonsequent sie oft sind.

Das richtige Spielzeug:
Spielzeug, an dem das Baby jetzt wahrscheinlich Spaß hat:
Teddybär, Lastauto, Auto zum Aufziehen, verschiedene Becher aus Plastik, Ball, Tier auf Rollen (ohne Schnur), Spielzeug für die Badewanne (möglichst zum Wasserschöpfen), erstes Spielzeug für den Sandkasten, Mundharmonika. Beim Spielzeugkauf auf Sicherheitsnorm achten.

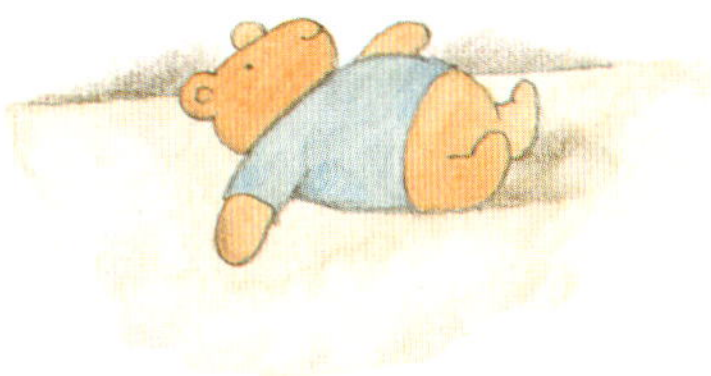

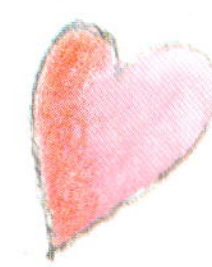

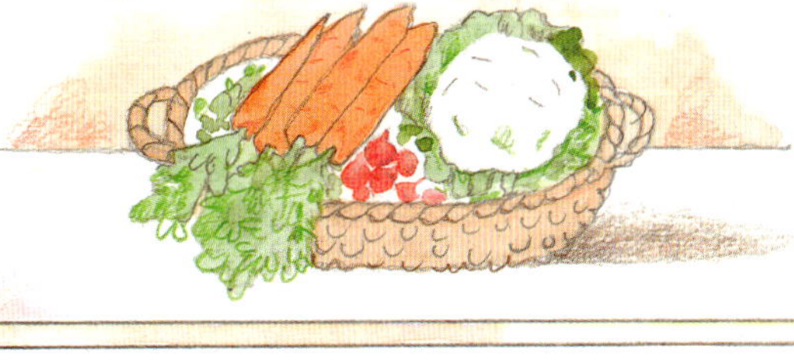

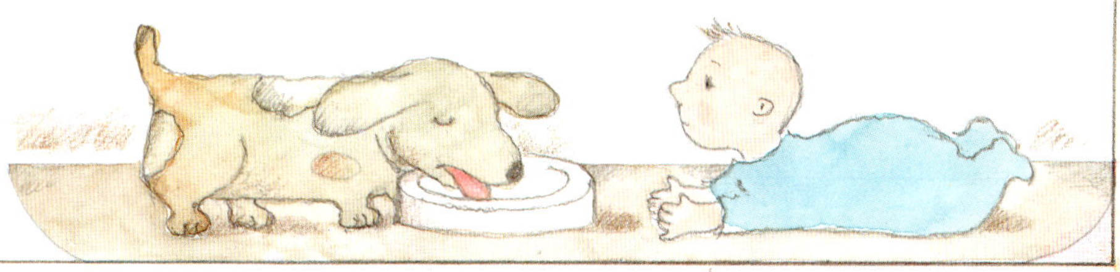

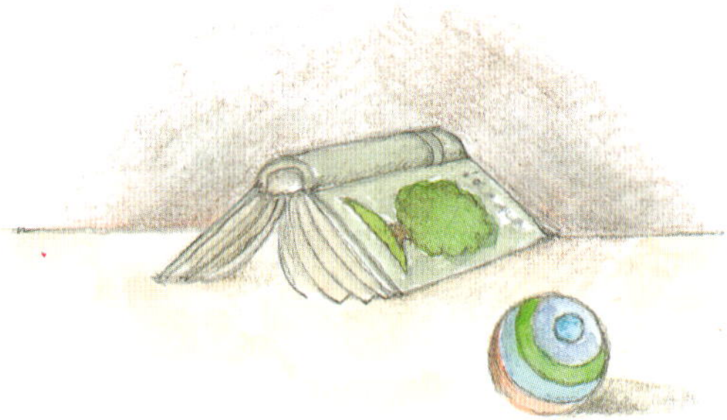

Ein paar Tips zum Thema GRENZEN ZIEHEN:

- ○ Nicht zu viel verbieten. Wenige Verbote machen mehr Eindruck auf ein Kind als ein ganzer Katalog von Verboten, der es verwirrt und ihm vor allem jeden Freiraum nimmt. Kinder brauchen Raum zum Experimentieren, um eigene Erfahrungen zu machen.
- ○ Nur das als TABU erklären, was für ein Baby gefährlich werden kann oder was den Eltern kostbar ist.
- ○ Dem Baby alle Verbote erklären, selbst wenn es sie nicht versteht. Damit kontrollieren Eltern für sich selbst den Sinn der Grenzen, die sie setzen.
- ○ Das Baby nicht bestrafen, wenn es ein Verbot mißachtet. Nachdrücklich und ernst mit ihm reden bringt mehr.

Der elfte Monat

Das Baby neigt zu Wutausbrüchen.
Noch so klein
und schon außer sich vor Zorn.

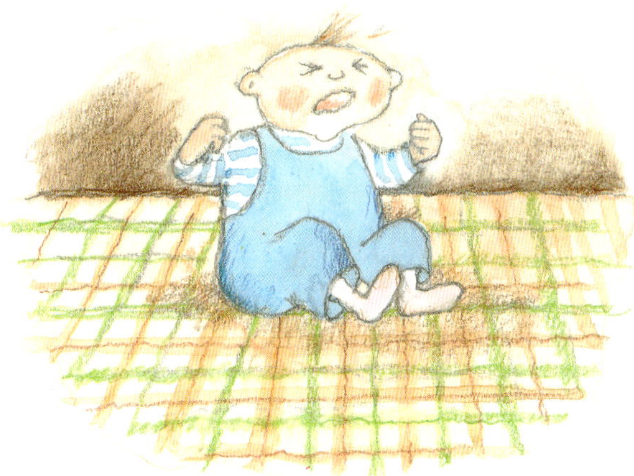

Das Baby:
Unser Kind ist mit Riesenschritten dabei, sich einen Platz in der Gesellschaft zu erobern, es wächst in die Gemeinschaft hinein. Es guckt sich beim Spielen mit anderen, beim Beobachten der anderen die Regeln ab, die den Umgang miteinander bestimmen. Es lernt auf diese Weise, seine eigenen Gefühle immer differenzierter auszudrücken. Es kann überrascht, freudig, traurig, zornig, ängstlich, scheu, neugierig, selbstbewußt reagieren. Fasziniert stellt es fest: Ich kann einiges geschehen lassen. Weil ein Baby seinen eigenen Kopf hat, will es ihn auch gebrauchen: meist will es mit ihm durch die Wand. Und jedes Verbot kann jetzt zu einem wüsten Geschrei führen.

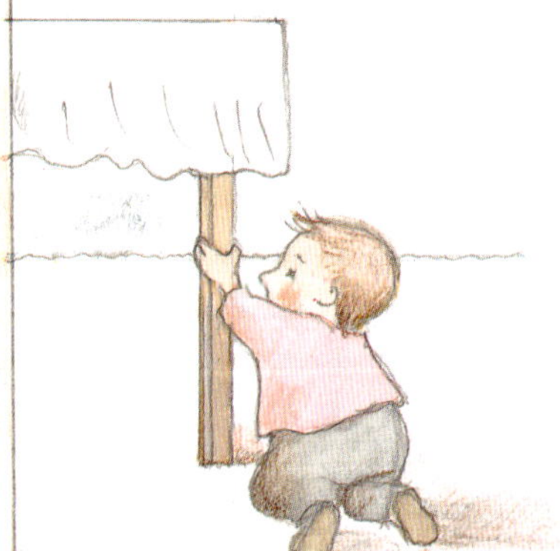

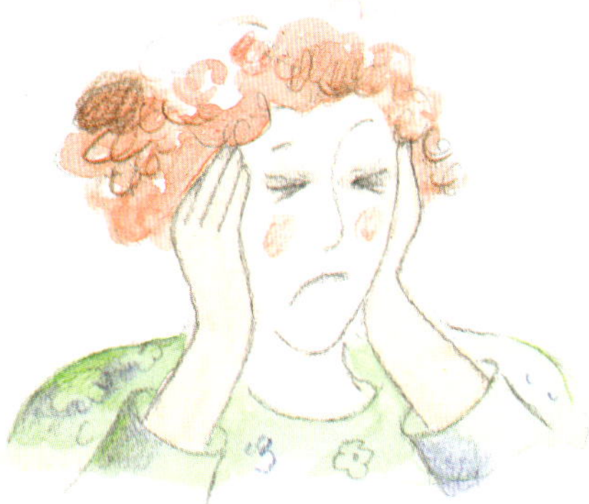

Die Eltern:

Natürlich freuen sie sich über ein willensstarkes Kind. »Ein ganz schöner Dickschädel – unser Kind«, sagen sie mit einem gewissen Stolz.

Häuft sich jedoch das Wutgeschrei, gibt dieser Dickkopf von Baby dauernd zu verstehen, daß er selbst bestimmen mag, wo's lang geht und sich den Richtlinien von Erwachsenen nicht beugen will, dann finden die meisten Eltern ihren Sprößling nicht mehr komisch. Das ganze Theater kostet eine Menge Nerven.

Wie können Mütter und Väter ihrem Baby (und sich selbst) helfen, wenn lautes Wutgebrüll ertönt?

- Das erste und größte Kunststück besteht darin, nicht selber wütend zu werden, den Wutanfall nicht in einen Machtkampf ausufern zu lassen. Es strengt an, ruhig zu bleiben. Davon können alle Mütter und Väter ein Lied singen.
- Nicht mit dem Baby schimpfen. Schimpfen verstärkt die Verzweiflung des Kindes noch.
- Das Baby in die Arme nehmen, streicheln, ihm leise zureden. Auf diese Weise gibt sich die Verzweiflung in der Regel am schnellsten wieder.
- Ablenkungsmanöver wirken meist Wunder: allem Geschrei, aller Wut zum Trotz einfach mit einem Spiel beginnen.

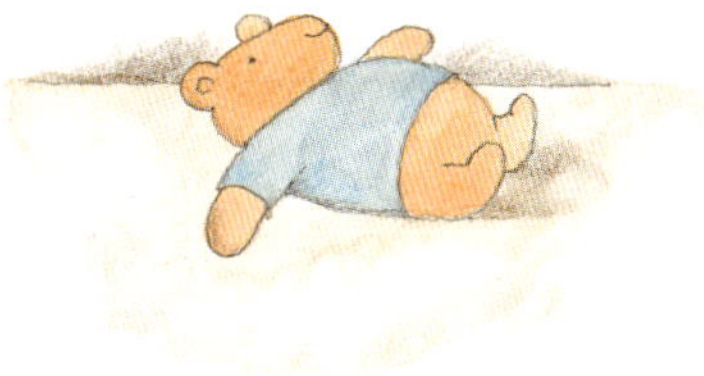

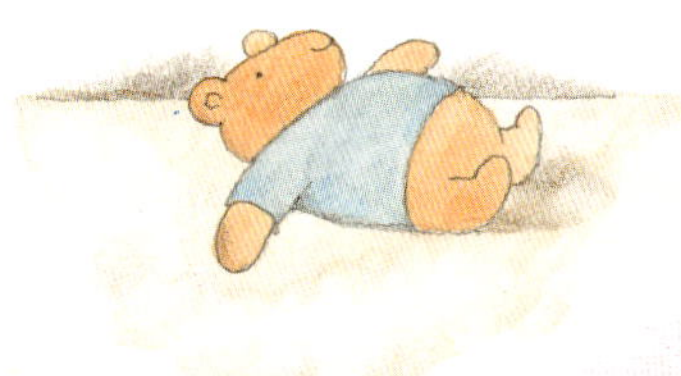

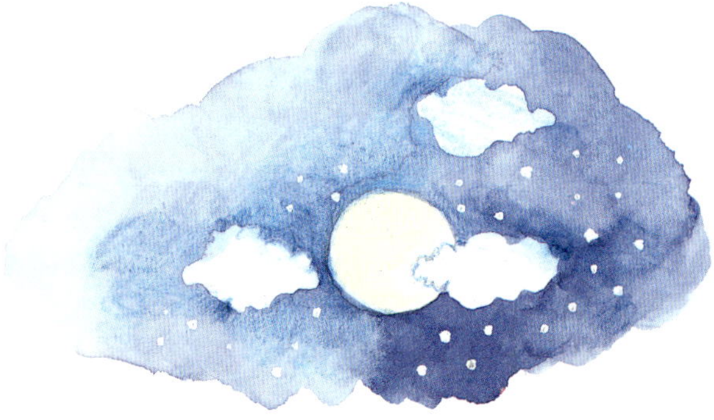

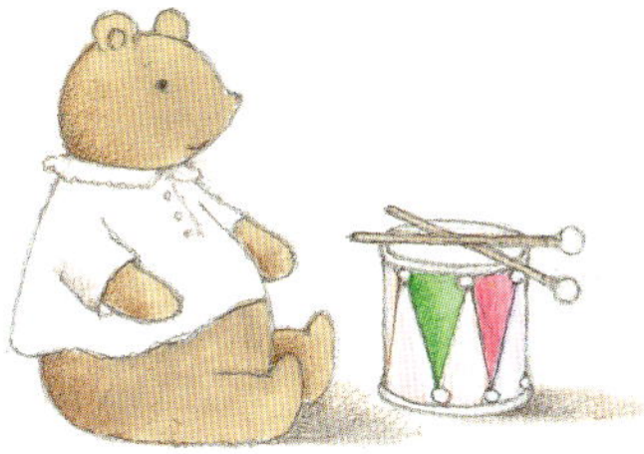

Einige Daten zur Entwicklung:

Ende des elften Monats:

- ○ Das Baby klatscht in die Hände oder macht »Winke-Winke«.
- ○ Es macht seine Wünsche deutlich.
- ○ Es findet Spielzeug wieder, das man vor seinen Augen versteckt hat.

Der zwölfte Monat

Das Baby läuft auf und davon und
»Zu Deinem ersten Jubelfeste
wünschen wir das Allerbeste . . .«

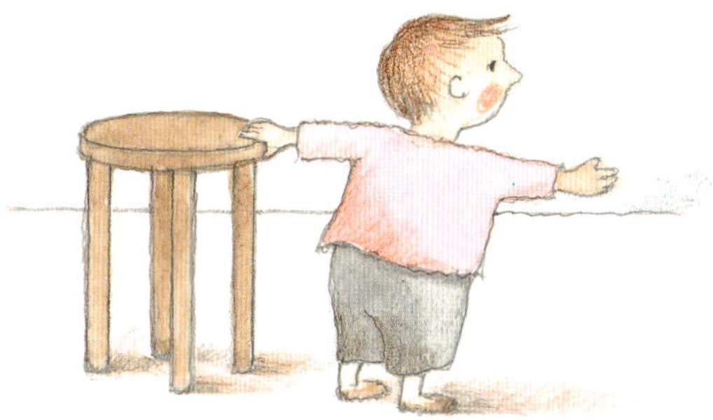

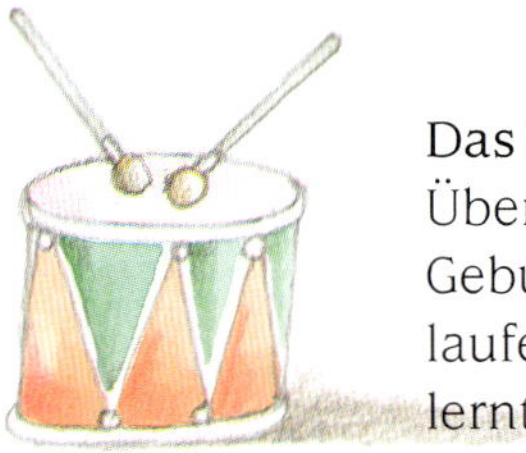

Das Baby:
Über die Tischkante können die wenigsten Babys an ihrem ersten Geburtstag schauen, die meisten lernen erst mit dreizehn Monaten laufen, manche früher, manche später. Im Vorstadium zum Laufen lernt ein Baby, sein Gleichgewicht per Gehirn zu steuern und seine Muskeln zu beherrschen.

Das Üben des Aufstehens haben wir im letzten Monat schon beschrieben. Hat sich das Stehen einmal stabilisiert – und das geht meist ganz schnell – beginnt das Baby mit kleinen, zaghaften Schritten, seitwärts am Stuhl oder an der Wand entlangzutasten. Auf diese Art und Weise hangelt es sich mit der Zeit quer durchs Zimmer. Irgendwann läßt es los – und plumpst auf den Po. Nach dem Kurz-mal-Loslassen entwickelt sich oft der erste Schritt nach vorn, und der kostet natürlich noch Mut. Aber das ist ein großes Ereignis in der Familie, und die Eltern werden nun ihr Kind immer und immer wieder ermutigen und es in ihren Armen auffangen. Muß das Baby Treppen überwinden, so zeigt man ihm, wie es rückwärts auf allen vieren runterkommt.

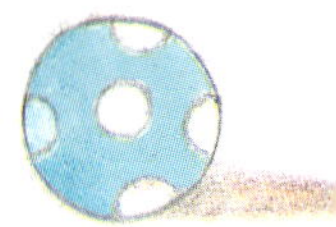

Die *Hände* des Babys entwickeln sich zu einem immer präziseren Instrument. Es kann jetzt zum Beispiel

- mit Daumen und Zeigefinger (Pinzettengriff) einen Wollfaden vom Teppich auflesen.
- Mit Daumen und Zeigefinger einen Schalterknopf andrehen.

Je zielsicherer ein Baby gegen Ende seines ersten Lebensjahres seine Finger bewegt, desto klarer arbeitet sein Verstand: Was ich greife, begreife ich auch.

Alles wird erkundet – und manches geht dabei zu Bruch.

- Wenn ich eine Schachtel runterfallen lasse, was geschieht mit ihr?
- Wenn ich einen Teller vom Tisch nehme und runterschmeiße, was passiert dann?

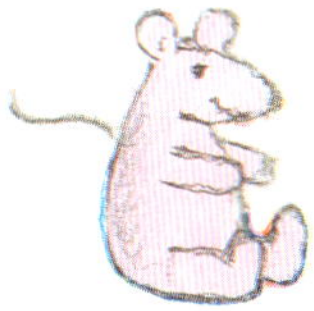

Seitdem das Baby auf der Welt ist, verständigen sich Eltern und Kind durch feine Signale, dann kommen Zeichen dazu; jetzt wird das Baby seinen Wunsch und Willen nicht nur durch Gebärden kundtun, sondern auch durch Aktionen:

- Stuhl zum Tisch schieben heißt: »Wann gibt es endlich Essen?«
- Ins Bad rennen und auf den Rand der Wanne patschen bedeutet: »Ich will baden!«

Merkzettel:

- Gegen Ende des ersten Lebensjahres ist noch eine Vorsorgeuntersuchung fällig, bei der vom Kinderarzt wieder die Entwicklung des Babys überprüft wird.
- Nun gilt es auch, den ersten Geburtstag zu »organisieren«; viel wird das Kind nicht verstehen, aber ein Kerzchen kann es vielleicht schon ausblasen, und es wird spüren, daß etwas anders ist und sich freuen, einmal besungen und gefeiert zu werden. Und für die Eltern ist es auch schön, zurückzublicken auf ein, nein fast zwei aufregende und reiche Jahre mit dem Kind.

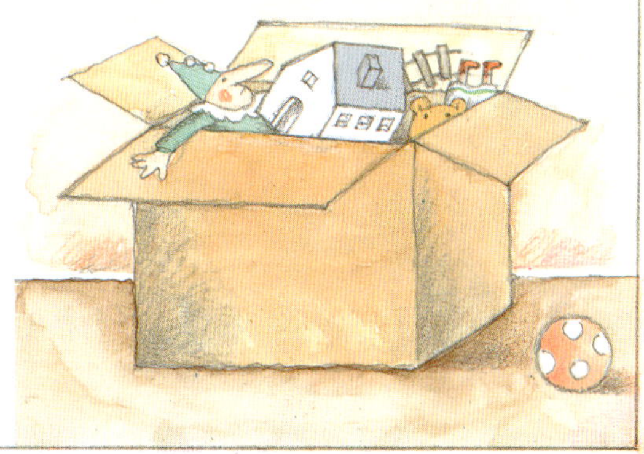

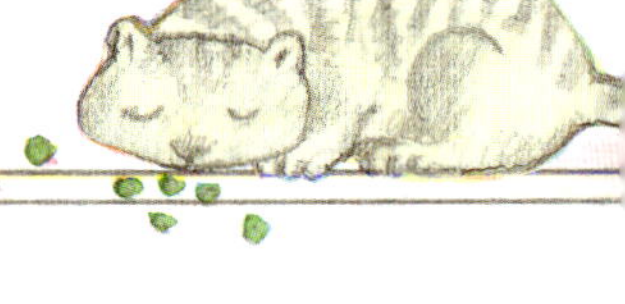

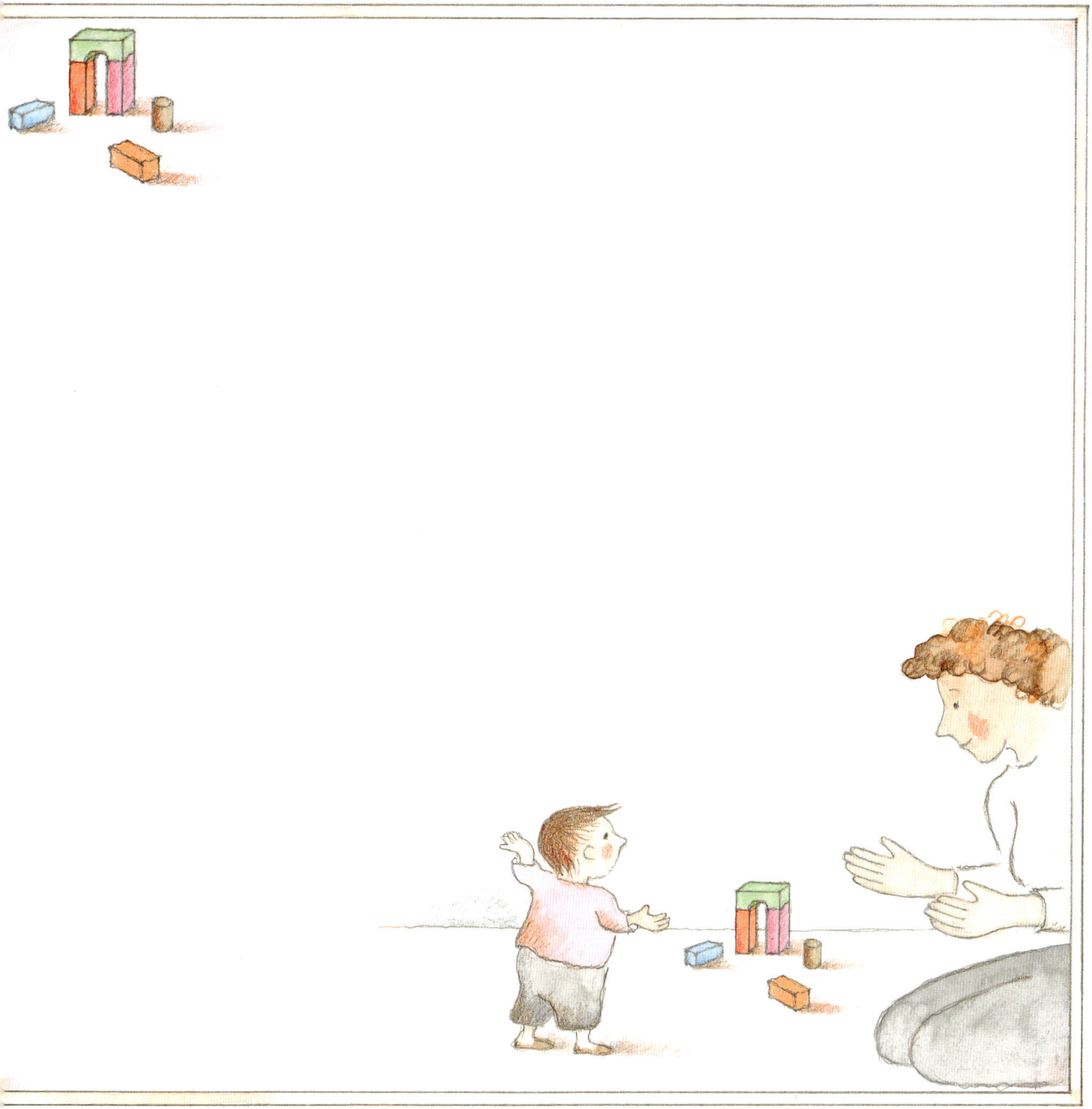

Einige Daten zur Entwicklung:

Ende des zwölften Monats:

- ○ Das Baby hält einen Stift und malt damit erste Striche.
- ○ Es gibt Gegenstände ab und nimmt welche entgegen.
- ○ Es blättert Seiten in einem Buch um, meistens noch mehrere auf einmal.

Die Ernährung wird nun sehr viel einfacher, das Baby kann jetzt die Mahlzeiten mit den Großen einnehmen (mit speziellen Zwischenmahlzeiten, die seinen Vorlieben entgegenkommen). Ein gesundes Kind hat nach einem Jahr sein Geburtsgewicht etwa verdreifacht.

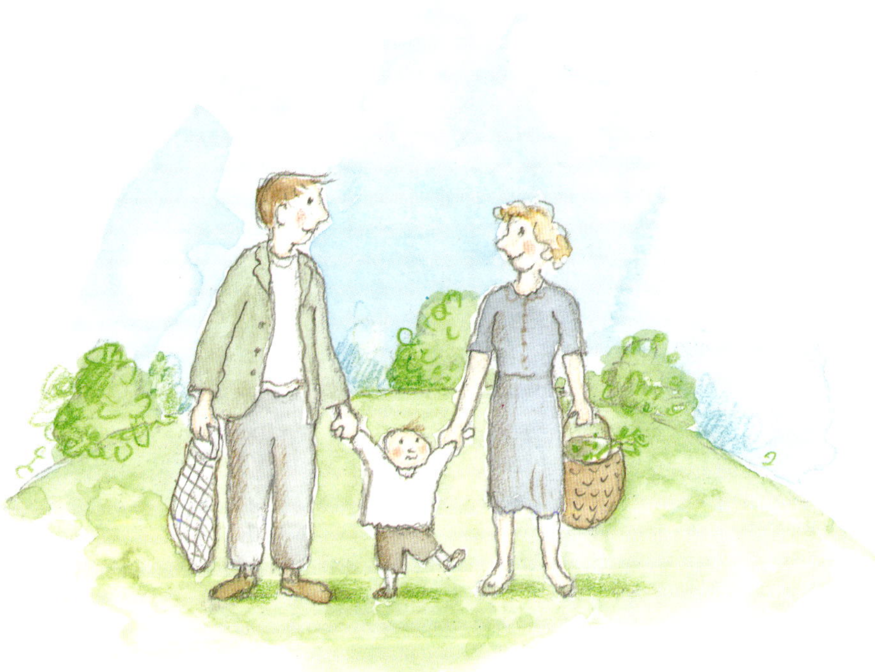

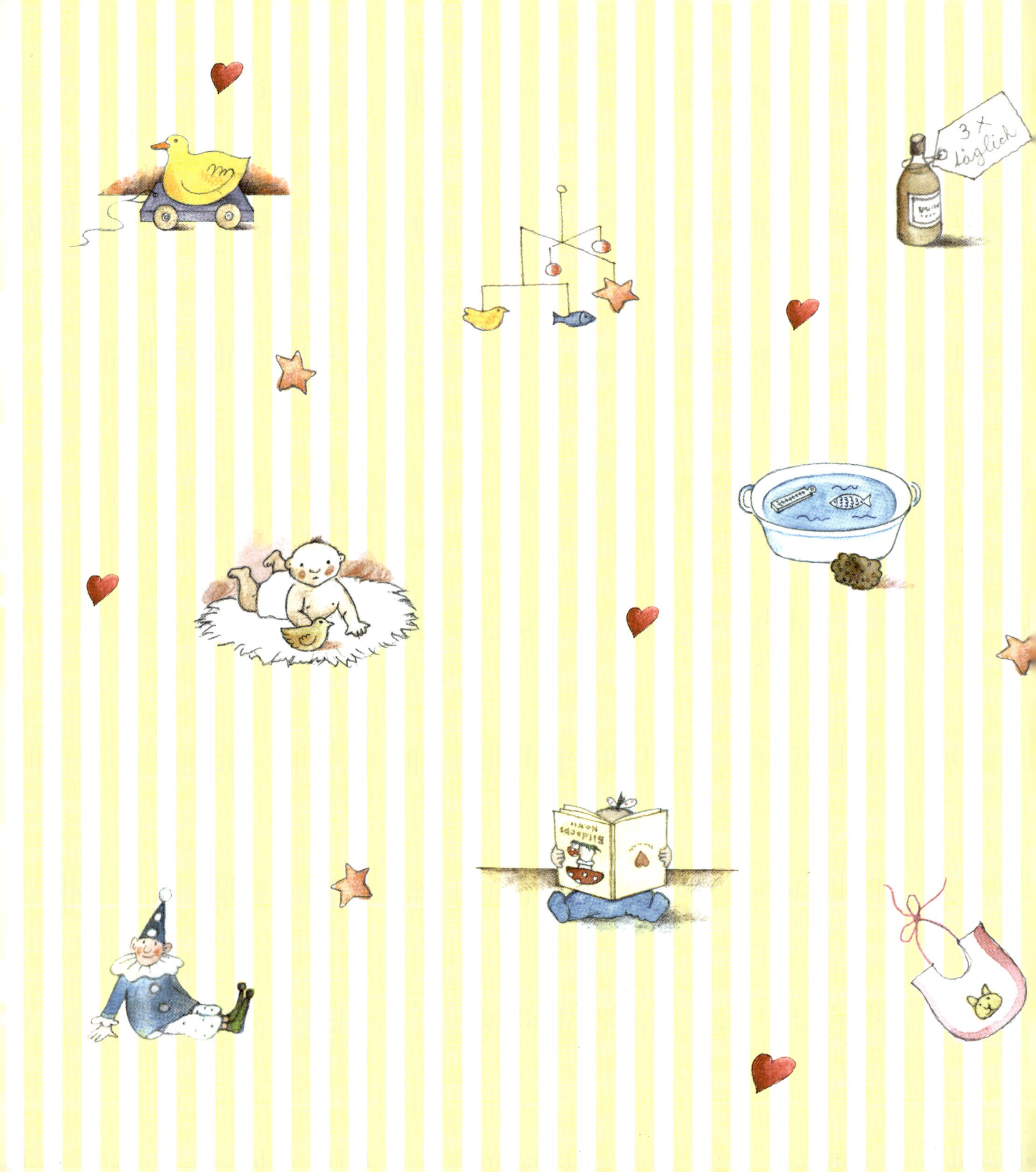
3 x täglich